新訂
解剖生理学実験

川村一男 編著
遠藤章二
後藤美代子
薩田清明
宮川豊美 共著

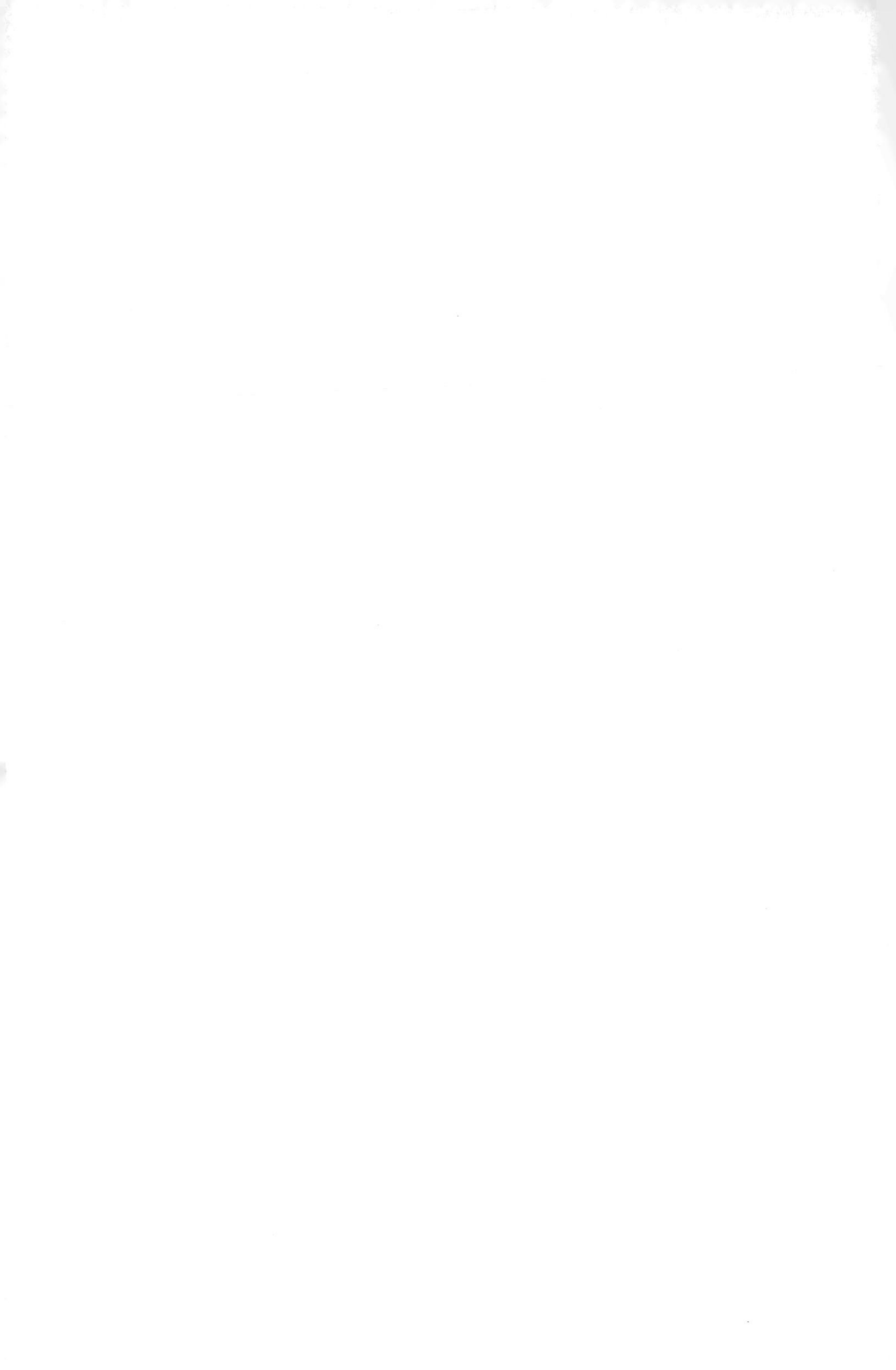

序

　管理栄養士の資格取得が，すべて厚生大臣の行う国家試験にゆだねられ，これに伴う学科課程が改正されたのは昭和60年（1985年）であった。それまで"栄養生理学"であった教科名も，このときから「解剖生理学」と改められた。その主旨は，人体機能を，器官・系統ごとの知識ばかりでなく，有機的に理解する能力をつけること，さらに生理学を理解するために必要な人体構造，換言すれば解剖学の基本的知識を修得させる必要があるとのことであった。

　わが国民の平均寿命は年毎に延長され，今や世界一の長寿国とはなったが，糖尿病・高血圧に代表されるような成人病と呼ばれていた疾患が，今や若年層・青年層にもみられるようになり，これらを含めて生活習慣病と呼称しなければ追いつけない事態となった。これら生活習慣病の予防，治療には医療技術も必要であるが，それよりも重大なことは，日常の食生活と運動を含む生活環境が，これらの疾患と密接な関係のあることである。

　これからの管理栄養士・栄養士の活動は，合理的な食生活と生活活動全体の指導が主たる任務の目標となるであろう。かくすることにより国民の健康生活に貢献できることになる。

　このためには，解剖生理学，生化学，病理学のような基礎医学を十分に学び力をつけ，症例毎に生体機能を考え，それぞれに対応できる能力が要求されることになる。

　この実験書の目的は上記のような思考方法を習慣化する能力を培う目的で，長年栄養士，管理栄養士養成に努力してきた共著書によって稿をまとめたが，数多くの生理現象の中でのわずかな事象の観察であるので，レポート作成などの際に視野を広くもってまとめるよう学生諸氏を指導されたい。

学生諸氏はレポート作成に当たり，唯単に実習した事象の記録や感想のみでなく，"1を以て10に及ぼす"心掛けで関連事項を調査し，常に生命現象に対して有機的に考える楽しみを識って欲しい。さらに限られた実験から得られる技術にも熟達するように心掛けて欲しい。

　特殊な設備をもたなくても実施できる事項を選んだつもりではあるが，栄養士課程1単位，管理栄養士課程2単位の内容は満たしたものと考えている。実験項目の選定や組合せに工夫されて効果を上げられることを希求し，御叱声を御願いしたい。

　平成10年3月

編著者　川村一男

目　次

第1章　血液に関する実験　　（遠　藤）　*1*

1. 血液の一般性状 …………………………… *1*
2. ＡＢＯ式血液型検査 ……………………… *2*
3. 血液比重の測定（硫酸銅法） …………… *4*
4. 血球数の算定 ……………………………… *6*
   4.1 赤血球数の算定 ……………………… *7*
   4.2 白血球数の算定 ……………………… *9*
5. ヘマトクリット値（赤血球容積）の測定 ………… *11*
6. ヘモグロビン濃度の測定 ………………… *12*
   6.1 ザーリー法 …………………………… *13*
   6.2 SLS-ヘモグロビン法 ……………… *14*
7. 血漿タンパク質の測定 …………………… *15*
8. 血漿脂質の測定 …………………………… *17*
   8.1 トリグリセライド（中性脂肪）の測定（GPO・DAOS法） …………………… *17*
   8.2 総コレステロールの測定（コレステロールオキシダーゼ・DAOS法） ……… *18*
   8.3 HDL-コレステロールの測定（リンタングステン酸・マグネシウム塩沈殿法） ……… *20*
9. 血糖値の測定 ……………………………… *22*
10. 血漿尿酸の測定 …………………………… *23*

第2章　循環に関する実験　　（宮　川）　*25*

1. 毛細血管の観察（ヒトの爪床） ………… *25*
2. 心音の聴取 ………………………………… *26*
3. 脈拍の測定 ………………………………… *27*
4. 血圧の測定 ………………………………… *29*
5. 心電図の測定 ……………………………… *33*

第3章 呼吸に関する実験　（宮川）　39

1. 呼吸数の測定 ……………………… 39
2. 肺活量の測定 ……………………… 40
3. 換気量の測定 ……………………… 44
4. 最大換気量の測定 ………………… 45

第4章 エネルギー代謝に関する実験　（宮川）　49

1. エネルギー代謝測定の種類と方法 ……………… 49
2. 労研式呼気ガス分析装置による呼気分析（ダグラスバッグ法） ……………… 50
   - 2.1 呼気採集・呼気量の測定 ……………… 50
   - 2.2 呼気分析 ……………… 52
3. 基礎代謝の測定 ……………………… 55
4. 安静代謝の測定 ……………………… 59
5. 作業（運動）代謝の測定 …………… 60
6. 生活（作業）時間調査と身体活動レベルの算出 ……… 72
   - 6.1 生活時間調査 ……………… 72
   - 6.2 簡易時間調査 ……………… 72

第5章 消化に関する実験　（後藤）　77

1. 口腔内消化 ……………………… 77
   - 1.1 唾液量の測定 ……………… 78
   - 1.2 唾液アミラーゼによるデンプンの消化実験 …… 79
   - 1.3 唾液アミラーゼの力価測定 ……………… 80

第6章　排泄（尿）に関する実験　（後藤）　83

1. 尿の採取と保存 ……………………………… 83
   - 1.1 尿の採取 ……………………………… 83
   - 1.2 尿の保存 ……………………………… 84
2. 尿の一般性状検査 …………………………… 84
   - 2.1 尿　　量 ……………………………… 84
   - 2.2 比　　重 ……………………………… 85
   - 2.3 水素イオン指数(pH) ………………… 86
   - 2.4 色　　調 ……………………………… 86
   - 2.5 混　　濁 ……………………………… 86
   - 2.6 臭　　気 ……………………………… 87
3. 尿の異常成分の検査 ………………………… 88
   - 3.1 尿タンパク質 ………………………… 88
   - 3.2 尿　　糖 ……………………………… 90
   - 3.3 尿ケトン体（アセトン体） …………… 93
   - 3.4 尿ウロビリノーゲン ………………… 94
4. 尿中物質の定量 ……………………………… 96
   - 4.1 尿中尿素窒素の定量 ………………… 96
   - 4.2 尿中尿酸の定量 ……………………… 97
   - 4.3 尿中塩素の定量 ……………………… 98
   - 4.4 尿中クレアチニンの定量 …………… 100

第7章　身体計測に関する実験　（薩田）　103

1. 身体計測について …………………………… 103
   - 1.1 身　　長 ……………………………… 103
   - 1.2 体　　重 ……………………………… 104
   - 1.3 座　　高 ……………………………… 105
   - 1.4 胸　　囲 ……………………………… 105

1.5	腹　　囲	106
1.6	上腕囲，下腿囲	106
1.7	体表面積	107
2.	体格指数について	108
3.	肥満について	110
3.1	身体の組成	110
3.2	肥満の判定	110
4.	皮下脂肪厚（皮脂厚）の測定	114

第8章　感覚に関する実験　　（川村）　117

1.	ウェーバーの法則	117
2.	味　　覚	118
2.1	口腔部位による味覚の相違	118
2.2	味覚閾値の決定	119
2.3	味覚閾値におよぼす温度の影響	121
2.4	食塩水とショ糖溶液の継時（接次）対比	122
3.	フリッカー試験	122
4.	触覚による同時閾の測定	123

第9章　体温に関する実験　　（宮川）　125

1.	体温測定	125
2.	腋窩温の測定	127
3.	口腔温の測定	129

第10章 ラットの解剖　　（薩　田）　*133*

1. ラットについて *133*
   1.1 ラットの生理 *133*
   1.2 扱い方，つかみ方 *134*
2. 解剖前の処理法 *134*
   2.1 エーテル吸入麻酔法 *134*
   2.2 麻酔薬の注射法 *135*
   2.3 脱（放）血による法 *135*
3. 解剖方法 *136*
   3.1 解剖用器具の準備 *136*
   3.2 腹部の解剖 *137*
   3.3 胸部の解剖 *140*
   3.4 脳の摘出 *141*
   3.5 腎臓の摘出 *141*
   3.6 解剖後 *141*

索　引 *145*

第1章
血液に関する実験

　血液は全身を還流して，次のような役割を果たしている。
(1)　すべての細胞に栄養素および酸素を供給し，そこで生じた二酸化炭素や老廃物を吸収して排泄器官に送る。
(2)　全身の酸塩基平衡および浸透圧平衡などの物理化学的性状の調節を行い，体内の恒常性維持に関係する。
(3)　白血球による抗菌作用や免疫グロブリンなどの抗体により，感染から防御する。
(4)　血液凝固因子の作用により，出血を止める。
(5)　各種ホルモンをそれぞれの分泌腺から標的器官に運搬する。
(6)　体熱を全身に分布し，体温の調節を行う。
　以上のような働きのいずれかに異常が観察されることは，身体内の組織・器官に何らかの病的な異変が起こったことになる。したがって，血液性状の検査を行うことは，あらゆる疾患の診断に，また予防に役立つことになる。

1. 血液の一般性状

　血液は不透明な鮮紅色（動脈血）あるいは暗赤色（静脈血）で水のおよそ5倍の粘度をもった液体で，健康な成人では一般的に次のような性状を示す。
①　血液の総量は，体重のおよそ7.7〜10.0％（1/13〜1/10）である。
②　水分含量は，およそ80％である。
③　比重は，全血で1.054〜1.060，血漿では1.024〜1.028である。
④　pHは，7.35〜7.45（平均7.40）の弱アルカリ性を示す。
⑤　血液の成分は図1-1に示すように，固形（細胞）成分と液体成分（血漿または血清）に分けられる。固形成分は血球であり，赤血球，白血球および血小板

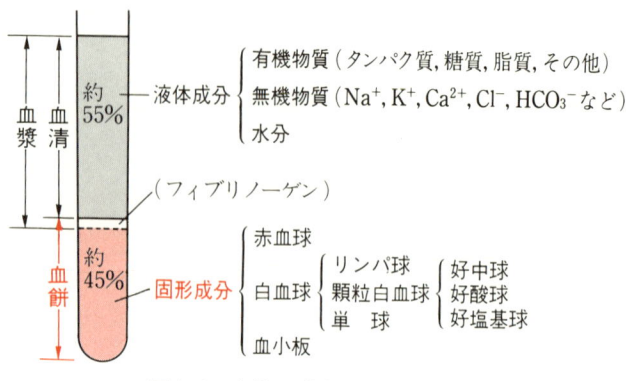

図1-1 血液の成分

であり，液体成分は血漿[*1]である。これらにはタンパク質（アルブミン，グロブリン，フィブリノーゲン）をはじめ，糖質（ブドウ糖），脂質（トリグリセリド，リン脂質，コレステロールなど），アミノ酸，電解質（無機塩類），ビタミンなどの栄養素のほかに，各種ホルモン・ビタミン，酵素および老廃物（尿素，尿酸，クレアチニン）などのいろいろな物質を含んでいる。

　この実験では，全血比重，赤血球数，ヘモグロビン濃度などを検査して貧血の有無を判定するほか，各種の血漿成分を分析することによって，栄養状態の判定や生活習慣病（成人病）の診断に必要な項目を取り上げる。

2. ABO式血液型検査

　ABO式血液型は，1900年にLandsteinerによりA型，B型およびO型が，続いて1902年にDecastelloとSturliによりAB型が発見され，輸血の発展に

[*1] 血液採取後の処理について：血液そのままの検査（全血比重，血球数算定，ヘマトクリット値，ヘモグロビン濃度など）の場合は，あらかじめ血液凝固防止剤（ヘパリン，1 mg/血液10 ml）を入れた（塗布した）遠心沈殿管に採血した注射器から血液を移し，パラフィルムをかけ，静かに数回振とうする。試料をとるたびに，振とうすること。
　これを3,000 rpmで20分間遠心分離すると，上澄みに血漿が得られる。分離した後で直ちに測定を行うのが望ましいが，低温（4℃前後）あるいは凍結して（−20℃以下）保存すれば，ほとんどの成分は安定である。

2. ABO式血液型検査

大きく貢献した。ABO式血液型は他の血液型と異なり，血清中に自己血球上にない血液型抗原（凝集原）に対する自然抗体（凝集素）をもっており，異型血球の輸血は重篤な輸血副作用を生じる。そのほか遺伝や妊娠時の母体と胎児の血液型不適合などの判定に利用されている。

日本人のABO式血液型の分布はおおむね，A型：4，B型：2，O型：3，AB型：1の割合になる。

ヒトの血液型は，上記ABO式以外にも，Rh式[*1]，MN式，P式などが発見されている。

原理 ヒトの血液を混ぜ合わせると，赤血球が凝集する反応を起こす場合がある。これはヒトの赤血球中には凝集原AおよびBが，血清中には凝集素抗A（α）および抗B（β）が存在し，凝集原Aと凝集素抗A，あるいは凝集原Bと凝集素抗Bが出会うと，凝集反応を起こすためである。

ヒトの血清中には自身の赤血球中に存在しない凝集原に対する凝集素だけが含まれているので（表1-1），これを利用して抗Aおよび抗B抗体との凝集反応の有無で血液型を判定する。

表1-1　血液型による凝集原と凝集素

	A 型	B 型	AB型	O 型
凝集原（赤血球）	A	B	AとB	なし
凝集素（血　清）	抗B	抗A	なし	抗Aと抗B

試薬器具 抗A血液型判定用抗体（青色着色）[*2]，抗B血液型判定用抗体（黄色着色）[*3]，載せガラス（スライドガラス），毛細管ピペット，撹拌棒，ルーペ

[*1] Rh式血液型は，1940年にLandsteinerとWienerにより発見された。
　Rh式血液型の中ではD（Rho）抗原が最も抗原性が強く，D抗原の不適合輸血は副作用を呈する。したがって，この検査はABO式血液型検査と同じく重要な検査となっている。抗D血液型判定用抗体（モノクローナル抗Dワコー）を用いればRh式血液型の判定ができる。

[*2, 3] ABO式血液型判定用抗体キット（モノクローナル抗Aおよび抗Bワコー），和光純薬工業㈱製

操作　〔載せガラス法〕

図1-2に従って操作する。

① 抗Aおよび抗B判定用抗体をガラス板の両側に1滴ずつとる。

② それぞれの判定用抗体に毛細管ピペットで全血を1滴落とし、混ぜる。この場合、抗体どうしが混ざってはいけない。

③ ガラス板を前後に動かし、5分以内に凝集の有無をルーペもしくは顕微鏡で観察する。

判定　図1-2より抗Aおよび抗B抗体に対する赤血球の凝集反応の有無の結果から血液型を判定する。

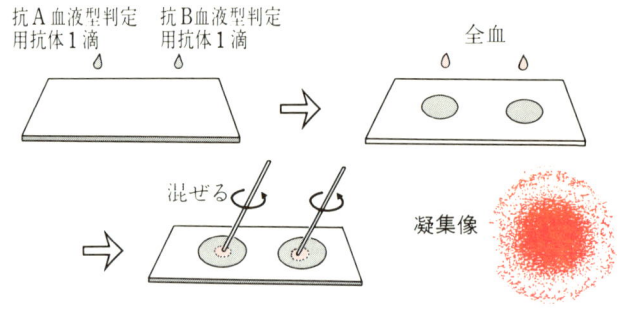

凝集の有無を5分以内に観察して判定する

抗A血液型判定用抗体	抗B血液型判定用抗体	ABO式血液型
＋	－	A型
－	＋	B型
＋	＋	AB型
－	－	O型

＋ 凝集あり　－ 凝集なし

図1-2　血液型判定表

3. 血液比重の測定（硫酸銅法）

全血比重の測定は、血液成分中の赤血球容積に関連し、貧血の診断に利用される。健康な成人の平均値は男子で1.055〜1.066、女子で1.052〜1.056の範

囲内にある。一方，血漿の場合は栄養状態，とくに血漿タンパク質濃度が大きく関係し，正常値は1.024～1.028の範囲にある。

|原 理| 段階的に比重の異なる硫酸銅基準液の系列中に，全血あるいは血漿を1滴ずつ落とし，それが浮きもせず沈みもせずにしばらくとどまる基準液を観察し，その基準液の値を，その血液比重とする。献血に際してよく利用される貧血検査の一つで，特別の器具を必要としない簡便な方法である。

● 硫酸銅基準原液（d＝1.1000）の調製

純硫酸銅結晶（$CuSO_4 \cdot 5H_2O$）を正確に170.0g秤量し，2 l 三角フラスコに移す。あらかじめ温度を測定した水を1 l メスフラスコの画線まで入れ，下表の水温に従った量を追加する。メスフラスコに準備した水を硫酸銅の入った2 l 三角フラスコに完全にあける（メスフラスコを逆さにして2分間置くとよい）。蒸発を防ぐために密封して硫酸銅を完全に溶解し，密栓保存をする。

表1-2 硫酸銅基準液の作り方

比 重	基準液(ml)	比 重	基準液(ml)
1.021	20.20	1.051	50.0
1.022	21.19	1.052	51.0
1.023	22.17	1.053	52.0
1.024	23.15	1.054	53.0
1.025	24.14	1.055	54.0
1.026	25.12	1.056	55.0
1.027	26.10	1.057	56.0
1.028	27.08	1.058	57.0
1.029	28.06	1.059	58.0
1.030	29.04	1.060	59.0

(小池五郎・福場博保：栄養学実験, 医歯薬出版, 1968)

水 温(℃)	15	16	17	18	19	20	21	22	23	24	25
追加量(ml)	4.2	4.3	4.5	4.7	4.9	5.1	5.3	5.5	5.8	6.0	6.3

使用に当たっては，この基準原液の比重が正確に1.1000になっているかどうかを検定する必要がある。比重が外れている場合には，基準原液1 l あたり下記のように水または硫酸銅を加えて補正する。

【0.0001の超過につき，水1.0ml，0.0001の不足につき，硫酸銅結晶0.16g】

調製した基準原液から，表1-2に指示された量を100ml メスフラスコにとり，イオン交換水で100ml に希釈する。これを測定用試験管またはビンに移して硫酸銅基準液として比重の測定に使用する。保存する

場合は，かたく栓をしておく。

試薬器具 全血あるいは血漿，硫酸銅基準液，毛細管ピペット

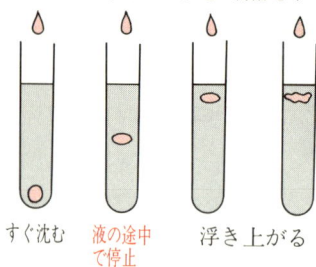

図1-3 血液比重の測定

操作 図1-3に従って操作する。
① 基準液の液面上4～5cmぐらいのところから，ピペットで血液（血漿）を1滴落とす。
② 滴下した血液（血漿）が，すぐ沈むようであれば一つ上の基準液に，いったん沈んでもすぐ浮いてくるようであれば一つ下の基準液に1滴落としてみる。これが溶液の途中で10秒程度とどまっている基準液をさがす[*1]。
③ その基準液の比重が血液（血漿）の比重である。

4. 血球数の算定

造血器官の異常や出血あるいは炎症を伴う疾患では，血球数に異常が起きる。赤血球数の減少は，貧血程度の判定に使われ，白血球数の増加は炎症の判定に使われる。健康な成人の場合，赤血球数は1 mm^3 中，男子で450～550万個，女子では400～500万個，同じく白血球数は男女ともに5,000～8,000個である。そのほかの血球である血小板数の減少は出血性素因の判定に利用される。健康人の血小板数は1 mm^3 中，15～35万個とされている。

この実験では顕微鏡を用いて，赤血球と白血球の数を算定する。

原理 ごく微量の血液をメランジュールで採取し，一定の割合に希釈してトーマ・ツアイス（Thoma Zeiss）型の血球計算板を用いて顕微鏡下で血球数を数え，これを1 mm^3 中の数に換算する。

---

*1 溶液内の血液は時間がたつと水分を吸収して管底に沈殿する。

4.1 赤血球数の算定

試薬器具 血液，ハイエム（Hayem）氏液[*1]，赤血球用メランジュール[*2]，血球計算板（血算板），カバーグラス，数取器，顕微鏡，ガーゼ，時計皿

操作 図1-4, 5, 6, 7に従って操作する。

● 血算板の準備

① 血算板とカバーグラスをガーゼでよくぬぐい，汚れをていねいにとる。

② 血算板にカバーグラスを載せて，その両端を両手の親指でやや強く押しながらずらすようにすべらせて密着させる。拇指（親指）の押した個所にニュートンリング[*3]ができれば逆さにしても密着したままで落下しない。このときに血算板とカバーグラスとのすき間が0.1 mmとなる（図1-4）。

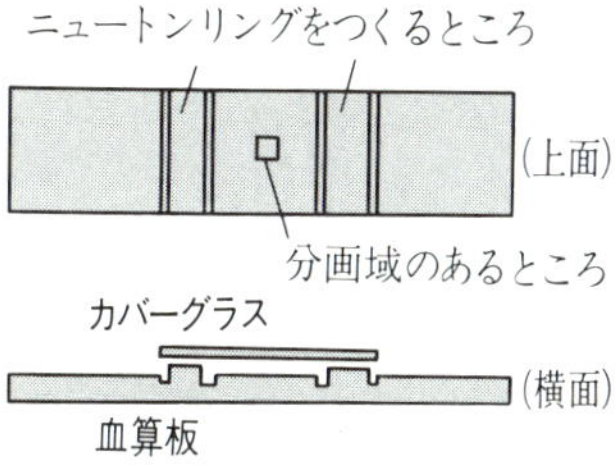

図1-4 血算板の外観

● メランジュールによる血液の希釈

① 適当量のハイエム氏液を時計皿に準備する。

② 十分乾燥した赤血球用メランジュールに着けたゴム管の吸い口を軽くくわえる。

③ よく混和した血液を0.5の目盛りまで正確に吸い上げて，水平に保持する。メランジュールの先端についた血液をぬぐいとる。吸い口はくわえたままで，舌先で気泡が入らないようにしっかり押さえておく。

④ 間に気泡が入らないように注意して，続いてハイエム氏液を101の目盛りまで吸い上げる（図1-5）。

[*1] ハイエム氏液：和光純薬工業㈱製
[*2] メランジュールの洗浄法：水流ポンプを用い，水，イオン交換水，アルコールの順に吸い，水分を除いた後，エーテルを吸い，膨大部のガラス玉が自由に動くまで風乾する。使用後ただちに洗浄すれば血液がつまることはほとんどない。つまった場合はマンドリン線などの細い針金で除去する。
[*3] ニュートンリングとは血算板を斜めから見て，虹のように見える縞模様を指す。できにくいときは指で鼻の皮脂を接着面のみに軽くすりつけるとよい。

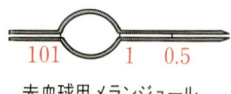

赤血球用メランジュール

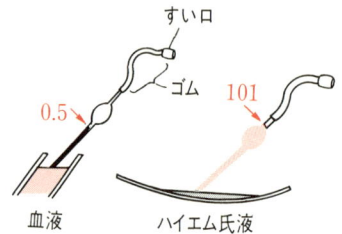

図1-5 メランジュールで希釈
（赤血球）

⑤ 口にくわえたゴム管の吸い口に舌先を静かに当てて，メランジュールの内容が動かないように注意しながら，時計皿から静かに持ち上げ水平に保つ．もしも多めに吸った場合には，ガーゼを軽くメランジュール先端に当てて目盛りを補正するとよい（練習してピタリと合わせられるようになると誤差が少ない）．

⑥ 手のひらを上向きに返しながら（左・右手どちらでもよい）メランジュールを拇指（親指）と中指で挟み，先端をしっかりと押さえる．

⑦ ゴム管を口からはずし，右（左）手の拇指（親指）でゴム管の根元をしっかりと押さえながら，先端部に向けて折り曲げる．

⑧ さらに，余ったゴム管をメランジュールの先端にしっかりと当てて，折り返す．この時，ゴム管の先端はメランジュールの中央部に達している．

⑨ ゴム管の先端を，メランジュール本体とゴム管の間に残してしっかりと挟み込む．

⑩ この両端を左（右）手の拇指（親指）と中指（示指でもよい）で，しっかりと挟んで，手のひらを振りながらよく混和する（100回位を目安とする）（図1-6）．

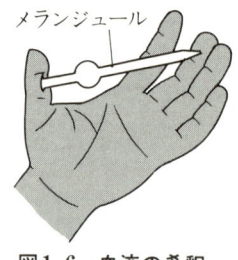

図1-6 血液の希釈

●血球数を数える

① メランジュールのゴム管をほどき，その端を口唇で挟み軽く空気を吹き込んで，内容物の最初の2～3滴を捨て，次の1滴を先端にためて，カバーグラスと血算板とのすき間に当てる．これで希釈した血液が血算板の分画域に流れ込む（毛管現象）．

② 血算板を顕微鏡にセットし，100倍の倍率で血算

板の分画線全体を視野の中央にもってくる（図1-7）。次いで，倍率を400倍に拡大し，血球を数える。

③　図1-7で斜線を施した分画域（A～E）5か所について，顕微鏡の視野を移動させて血球数を数取器で数える。同じ分画域を数回数えて平均をとる。この時，(2)に示したように周囲の4つの辺のうち，どれか2つの辺の線上の血球は数えないことに決めておく。

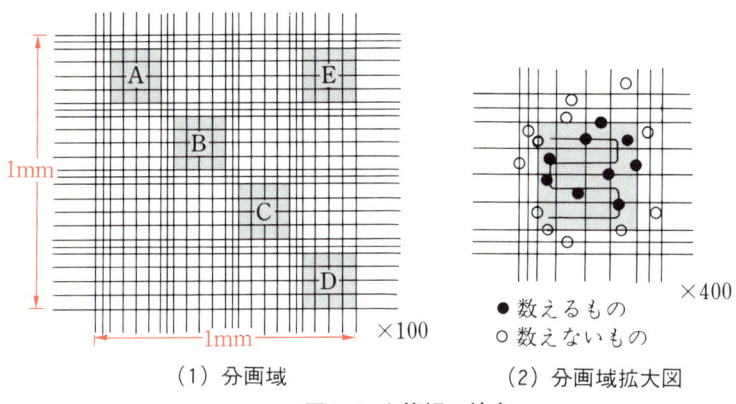

(1) 分画域　　　　　　　(2) 分画域拡大図

図1-7　血算板の拡大

 計　算　　数えた5つの分画域の合計（T）から，次式により血液1 mm³中の赤血球を算出する。

$$血液1\,mm^3中の赤血球数 = T \times \frac{20 \times 20}{16 \times 5} \times 10 \times 200$$

$$= T \times 10^4$$

　　　20×20：全分画数　　　　　16×5：数えた分画数
　　　10：深さ1 mmに換算　　　200：希釈倍数

4.2　白血球数の算定

試薬器具　　血液，チュルク（Türk）氏液*¹，白血球用メランジュール*²，血球計算板（血算板），カバーグラス，数取器，顕微鏡，ガーゼ，時計皿

第1章 血液に関する実験

操作 赤血球数の場合に準じて操作する。

●血算板の準備

前述の赤血球数の場合と同じ（p.7）。

●メランジュールによる血液の希釈

① 適当量のチュルク氏液を時計皿に準備する。

② 十分乾燥した白血球用メランジュールのゴム管の吸い口を軽くくわえる。

③ よく混和した血液を1の目盛りまで正確に吸い上げて，水平に保持する。メランジュールの先端についた血液をぬぐいとる。吸い口はくわえたままとする。

④ 間に気泡が入らないように注意し，続いてチュルク氏液を11の目盛りまで吸い上げて，水平に保持する。これで血液が10倍希釈となる。この操作により赤血球は破壊され核が染色された白血球のみとなる（図1-8）。

⑤ メランジュールの先端を中指で押さえ，ゴム管をはずさないで，前項のように挟み込む。拇指と中指を両端にあて，しっかり保持し，直ちに100回程度振る（図1-6）。

●血球数を数える

① メランジュールにゴム管をつけ，内容物の最初の2～3滴を捨て，次の1滴を先端にためて，カバーグラスと血算板とのすき間に当てる。これで希釈した血液が血算板の分画域に流れ込む。

② 血算板を顕微鏡にセットし，100倍の倍率で血算板の分画線全体を視野の中央にもってくる（図1-7）。

③ 算定法は赤血球の場合と同様であるが，総

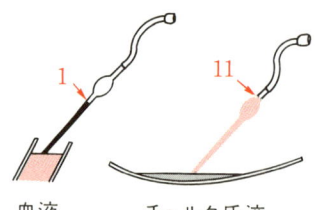

図1-8 メランジュールで希釈
（白血球）

＊1 チュルク氏液：和光純薬工業㈱製
＊2 図1-8参照。洗浄法も7ページ脚注＊2と同じ。

数が少ないので顕微鏡の倍率は100倍のままで，400の小分画すべてに含まれる白血球を数える。

計算　　数えた白血球数（T）から，次式により血液 1 mm³ 中の白血球数を算出する。

$$血液 1 mm³ 中の白血球数 = T \times 10 \times 10$$

　　　　10：深さ 1 mm に換算　　10：希釈倍数

5. ヘマトクリット値（赤血球容積）の測定

　血液の全容積のうち固形成分の占める割合をヘマトクリット値という。固形成分のほとんどは赤血球であるから，このヘマトクリット値の測定は貧血検査としての意義をもつ。健康な成人の生理的範囲は，男子 43～48 ％（平均 45 ％），女子 38～42 ％（平均 40 ％）である。

原理　　血液をヘマトクリット用毛細管にとり，遠心分離したのち，全血液層の高さに対する赤血球層の高さの割合を％で表したものをヘマトクリット値とする。

器具　　ヘマトクリット用高速遠心機（付属の計測板[*1]），ヘマトクリット用毛細管，封入用パテ（クリトシール）

操作　　図 1-9, 10, 11 に従って操作する。

① よく混ぜた血液中に毛細管の一端を水平よりもやや上向きに立てて入れる。毛管現象により，管内に血液が吸引されるので，約 2/3 までとって，水平に保持する（図 1-9）。

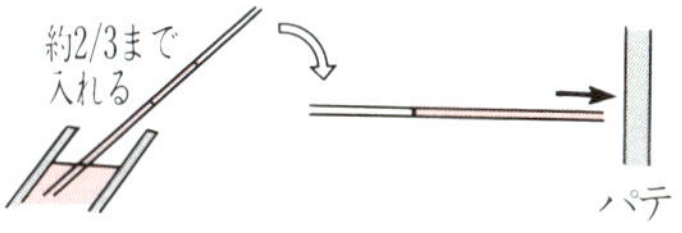

② 血液をとった毛細管の端に垂直にパテを当てて封じる。毛細管を回しながら，抜きとる。

図 1-9　ヘマトクリット用毛細管

[*1] 計測板がない場合には，（赤血球層の高さ／全血液層の高さ）×100（％）で算出する。

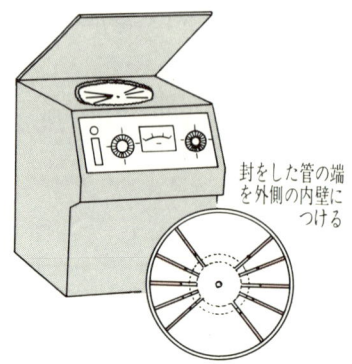

図1-10 遠心機と回転盤の溝

③ 遠心機の回転盤の溝（番号がついている）に，封をした毛細管の端が外側の内壁に接触するように入れる（図1-10）。

④ 回転盤のふたを厳重にねじ込み，遠心機のスイッチを入れ，回転数を1分間11,000回転まで上げ，タイマーを5分間にセットする。

● ヘマトクリット値の計測

① 毛細管を取り出し，付属の計測板の溝に赤血球層の底が0の線になるようにセットする（図1-11）。

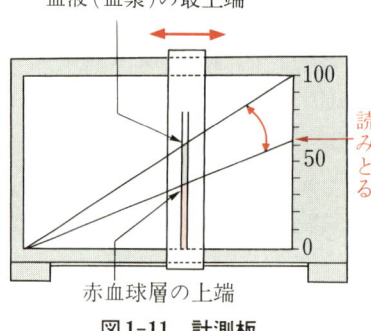

図1-11 計測板

② 毛細管を載せた板を左右にスライドさせ，血液（血漿）の最上端を100の位置に合わせる。

③ 斜めに取りつけた透明板の線を移動させ，赤血球層の上端に合わせる。

④ 透明板の線を延長した右端の目盛りを読みとる。この値が，ヘマトクリット値（％）となる。

6. ヘモグロビン濃度の測定

　赤血球の約2/3は水分で，残りが固形成分である。その固形成分の約90〜95％がヘモグロビン（血色素）である。このヘモグロビンは鉄を含むヘムとグロビンというタンパク質の複合体であり，酸素と結合すると鮮紅色を呈し血液の色調を表す。

　したがって，ヘモグロビン濃度を測定することは，血液中の赤血球の状況を表すことにもなり，貧血診断の重要な指標ともなる。健康な成人の生理的範囲は，男子14.0〜18.0（平均16.0）g/dl，12.0〜16.0（平均14.0）g/dlである。

6. ヘモグロビン濃度の測定

ここでは，操作が比較的簡便なザーリー法と比色定量法の SLS-ヘモグロビン法の2つの方法を取り上げる。

6.1 ザーリー (Sahli) 法

原理　血液に塩酸を加えると，赤血球は溶血しヘモグロビンは塩酸ヘマチンになる。それに蒸留水（イオン交換水）を加え，血色素計の標準色調と同じ色になるまで希釈する。そのときの液面の目盛りがヘモグロビン濃度である。

試薬器具　1/10 M 塩酸溶液，ザーリー血色素計一式（目盛りつき測定管，ザーリーピペット[*1]，撹拌用ガラス棒，駒込ピペット），ガーゼ，30～40℃の温浴装置

操作　図1-12, 13に従って操作する。

① 血色素計に付属の測定管の黒い目盛りの10まで1/10 M 塩酸溶液をとる。

② よく混ぜた血液をザーリーピペットに，ゴム管を使って目盛りのある0.02 ml まで吸い上げる[*2]。ピペットの先端外側についた血液をガーゼでふきとる。

③ ピペットを先に準備した塩酸の入った測定管の液面のやや下に入れ，血液を静かに吹き出す。ピペット内に残った血液をきれいに洗い出すために，2～3回吸い込みと吹き出しを繰り返す。この時，泡立てないように注意する（図1-12）。

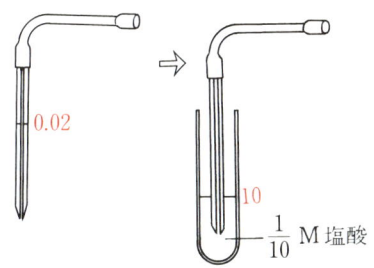

図1-12　ザーリーピペットと測定管

④ 測定管を30～40℃の温度の温浴に15分間漬けておく。これで，ヘモグロビンは完全に塩酸ヘマチンに変わる。

[*1] ザーリーピペットの洗浄法：使用後は水流ポンプを用いて，水，アルコール，エーテルの順に洗浄し，よく乾かしておく。

[*2] 血液を0.02の目盛りの少し上まで吸い，ピペットを水平にしてガーゼを当て，ピペットを少し立てながら目盛りまで調整する。

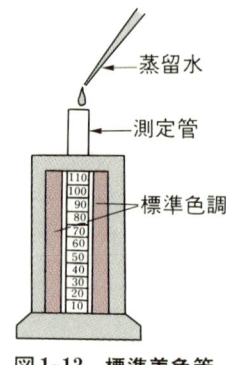

図1-13 標準着色管

⑤ 加温の終わった測定管の中に駒込ピペットで蒸留水（イオン交換水）を少量ずつ滴下し，ガラス棒で撹拌する。

⑥ 随時，測定管を標準着色管にセットし，光を通して両側の茶色の標準色調と等しくなるまで希釈を繰り返す（図1-13）。

⑦ 標準色調と同じになったら，測定管を取り出し液面の目盛りを読みとる。赤の目盛りがヘモグロビン濃度（g/dl）を表し，黒の目盛りは16g/dlを100％としたときのザーリー％を示す。

6.2 SLS-ヘモグロビン法

原理 血液にラウリル硫酸ナトリウム（SLS）を含むヘモグロビン発色試薬を加えると，赤血球の膜が溶解し完全に溶血する。溶出したヘモグロビンにSLSが作用すると安定な赤色の物質に変化する。この赤色の吸光度を測定することにより血液中のヘモグロビン濃度が求められる。

試薬器具 ヘモグロビン発色原液[*1]（10倍に調製して使用），ヘモグロビン標準液[*2]，試験管，分光光度計，ピペットマン[*3]，ホールピペット，メスシリンダー

操作 次表に従って実施する。

	検体 (S)	標準 (Std)	試薬盲検 (Bl)
試料	血液 0.02 ml	標準液 0.02 ml	―― ※
発色試液	5.0 ml	5.0 ml	5.0 ml

よく混和し，室温で3分間放置。
試薬盲検（Bl）を対照として検体（S）の吸光度E_sおよび標準（Std）の吸光度E_{std}を測定。
分光光度計 540 nm

※ イオン交換水 0.02 ml 添加の有無による吸光度の差は実際上ないので省略する。

計　算　　ヘモグロビン濃度$(g/dl) = \dfrac{E_s}{E_{std}} \times 15.0$

　　　　　　　15.0：標準ヘモグロビン濃度(g/dl)

7. 血漿タンパク質の測定

　血漿中には約6.5〜8.0%のタンパク質が含まれ，これはアルブミンとグロブリンと微量のフィブリノーゲンとに分けられる。このうち，アルブミンは血漿タンパク質のうち最も多く含まれ，体細胞の栄養源となるほか，血液の膠質浸透圧の保持などの働きをもつ。グロブリンは，α-，β-，γ-グロブリンに分類され，α-，β-グロブリンは脂質，ステロイド，鉄，銅などが血液中を移動するのを担体として助け，γ-グロブリンは抗体として生体の防御作用を果たしている。またフィブリノーゲンは血液凝固の主要な因子でもある。

　血漿総タンパク質量は，ネフローゼ症候群，肝硬変など各種疾患時に変化する。また血漿アルブミンは，一般的に病的状態で減少するので血漿中のアルブミン・グロブリン比を求めることは疾患の診断および治療上重要である。

　健康な成人の総タンパク質は$6.5〜8.0\,g/dl$，アルブミンは$3.7〜5.2\,g/dl$，アルブミン・グロブリン比は1.2〜1.8が生理的範囲とされている。

　ここでは，総タンパク質およびアルブミン濃度と同時にアルブミン・グロブリン比を求められる測定用キット（A/G B-テストワコー）を用いる。

原　理　① アルブミンの測定（BCG 法）：血漿アルブミンは発色試液中のブロモクレゾールグリーン（BCG）と結合し，青色を呈する。この青色の吸光度を測定して血漿中のアルブミン濃度を求める。

　　　　② 総タンパク質の測定（ビウレット法）：血漿タンパク質に発色試液を作用させると，銅イオンと錯塩を形成して青紫色を呈する。この青紫色の吸光度を測定して血漿中の総タンパク質濃度を求める。

前頁*1, 2　ヘモグロビン測定用試薬：ヘモグロビンB-テストワコー（和光純薬工業㈱製）測定キット

前頁*3　微量の試料採取用として最適な器具である（ピペットマンは商標名）。

③ 総タンパク質濃度からアルブミン濃度（A）を差し引けばグロブリン濃度（G）が求められる。この濃度の比をアルブミン・グロブリン比（A/G）とする。

試薬器具 A/G B-テストワコーキット[*1]，ピペットマン[*2]，ホールピペット，分光光度計

操作 次表に従って実施する。

	アルブミン			総タンパク質		
	検体(S)	標準(Std)	試薬盲検(Bl)	検体(S)	標準(Std)	試薬盲検(Bl)
試料	血漿 0.02 ml	標準血清 0.02 ml	——※	血漿 0.1 ml	標準血清 0.1 ml	イオン交換水 0.1 ml
発色試液	5.0 ml	5.0 ml	5.0 ml	5.0 ml	5.0 ml	5.0 ml
	よく混和し，室温にて10分間放置。次の1時間以内に試薬盲検(Bl)を対照として検体(S)の吸光度 E_s，および標準(Std)の吸光度 E_{std} を測定する。分光光度計 630 nm			よく混和し，室温にて30分間放置。試薬盲検(Bl)を対照として検体(S)の吸光度 E_s，および標準(Std)の吸光度 E_{std} を測定する。分光光度計 540 nm		

※ イオン交換水（蒸留水）0.02 ml の添加を省略しても吸光度に差はない。

計算

$$\text{アルブミン濃度(g/d}l\text{)} = \frac{E_s}{E_{std}} \times \begin{pmatrix} \text{標準血清のアル} \\ \text{ブミン表示値} \end{pmatrix}$$

$$\text{総タンパク質濃度(g/d}l\text{)} = \frac{E_s}{E_{std}} \times (\text{標準血清のタンパク質表示値})$$

$$\text{アルブミン・グロブリン比} = \frac{(\text{アルブミン濃度})}{(\text{総タンパク質濃度}) - (\text{アルブミン濃度})}$$

[*1] 和光純薬工業㈱製測定用キット
[*2] 微量の試料採取用として最適な器具である（ピペットマンは商標名）。

8. 血漿脂質の測定

血漿中にはトリグリセリド（中性脂肪），コレステロール，リン脂質，遊離脂肪酸および微量の脂溶性物質から成る総量320～620 mg/dlの脂質が含まれている。

ここでは，各種疾患との関連が大きなトリグリセリド，総コレステロールおよびHDL-コレステロールの測定を行う。

8.1 トリグリセライド（中性脂肪）の測定（GPO・DAOS法）

中性脂肪は皮下組織などヒト，動物の貯蔵脂肪の大部分を占め，主に肝臓で代謝が行われる。食事からの糖質の摂取でも血中濃度が増加する。

中性脂肪の測定は，動脈硬化，冠状動脈硬化性心臓病や糖尿病などの診断に重要な検査となっている。

健康な成人の血漿トリグリセライド濃度は50～130 mg/dlの範囲にある。

ここでは，グリセロール-3-リン酸オキシダーゼ（GPO）を用いた1ステップの酵素法試薬で，3,5-ジメチル-N-エチル-N-（2'-ヒドロキシ-3'-スルホプロピル）-アニリンナトリウム（DAOS）を利用した青色発色系のキットで測定する。

原理 血漿中のトリグリセライドは，リポプロテインリパーゼ（LPL）の作用によりグリセリンと脂肪酸に分解される。生成したグリセリンは，ATPの存在下でグリセロールキナーゼ（GK）の作用でグリセロール-3-リン酸になる。この生成物はグリセロール-3-リン酸オキシダーゼ（GPO）により酸化され，同時に過酸化水素を生じる。生成した過酸化水素は，ペルオキシダーゼ（POD）の作用によりDAOSと4-アミノアンチピリンとを定量的に酸化縮合させ，青色の色素を生成させる。この青色の吸光度を測定して，血漿中のトリグリセライド濃度を求める。（一連の化学反応式は省略した。）

第1章 血液に関する実験

試薬器具　トリグリセライドE-テストワコー[*1]，試験管，ピペットマン[*2]，ホールピペット，恒温水槽（37℃），分光光度計

操作　次表に従って実施する。

	検 体 (S)	標 準 (Std)	試薬盲検 (Bl)
試　料	血漿 0.02 ml	基準液 0.02 ml	——※
発色試薬	3.0 ml	3.0 ml	3.0 ml

よく混和し，37℃で5分間加温。
試薬盲検（Bl）を対照として検体（S）の吸光度 E_s および標準（Std）の吸光度 E_{std} を測定。
分光光度計 600nm

※イオン交換水0.02 ml 添加の有無による吸光度の差は実際上ないので省略する。

計算

$$\text{トリグリセライド濃度(mg/d}l) = \frac{E_s}{E_{std}} \times 300$$

300：基準液（トリオレイン）濃度(mg/dl)

8.2　総コレステロールの測定（コレステロールオキシダーゼ・DAOS 法）

　コレステロールは食事から摂取するもの以外に，体内では肝臓などでアセチルCoAを経て生成される。

　血漿中のコレステロール濃度は，糖尿病，ネフローゼ，胆道閉塞などのときには上昇する。また動脈硬化，とくに粥状動脈硬化の場合には，血漿中コレステロール量が重要な診断項目となる。

　健康な成人の血漿総コレステロール濃度は130〜230 mg/dl の範囲内にあり，そのうちの約40％が遊離型で，約60％がエステル型で含まれている。

　ここでは，コレステロールオキシダーゼを用いた酵素法のキットで測定する。

[*1]　和光純薬工業㈱製測定用キット。　　[*2]　微量の試料採取用として最適な器具である（ピペットマンは商標名）。

8. 血漿脂質の測定

原理 　血漿に発色試薬を作用させると，血漿中のコレステロールエステル類は，コレステロールエステラーゼの作用により遊離のコレステロールと脂肪酸に分解される。生成したコレステロールは，既存の遊離型コレステロールと共にコレステロールオキシダーゼの作用を受けて酸化され，同時に過酸化水素を生じる。生成した過酸化水素は，ペルオキシダーゼ（POD）の作用により DAOS（8.1 トリグリセライドの測定の項を参照）と 4-アミノアンチピリンとを定量的に酸化縮合させ，青色の色素を生成させる。この青色の吸光度を測定して，血漿中の総コレステロール濃度を求める。（一連の化学反応式は省略した。）

試薬 器具 　コレステロール E-テストワコー[*1]，試験管，ピペットマン[*2]，ホールピペット，恒温水槽（37℃），分光光度計

操作 　次表に従って実施する。

	検体 (S)	標準 (Std)	試薬盲検 (Bl)
試　料	血漿 0.02 ml	標準液 0.02 ml	——※
発色試薬	3.0 ml	3.0 ml	3.0 ml

よく混和し，37℃で5分間加温。
試薬盲検（Bl）を対照として検体（S）の吸光度 E_s および標準（Std）の吸光度 E_{std} を測定。
分光光度計 600nm

※イオン交換水 0.02 ml 添加の有無による吸光度の差は実際上ないので省略する。

計算 　総コレステロール濃度 $(mg/dl) = \dfrac{E_s}{E_{std}} \times 200$

　　　200：標準液濃度（mg/dl）

[*1] 和光純薬工業㈱製測定用キット。　　[*2] 微量の試料採取用として最適な器具である（ピペットマンは商標品名）。

8.3 HDL-コレステロールの測定 (リンタングステン酸・マグネシウム塩沈殿法)

　血漿脂質のほとんどはリポタンパク質となって血液中に溶解している。このリポタンパク質は，その粒子の大きさ，密度，濃度分布などにより，キロミクロン，VLDL[*1]，LDL[*2]，HDL[*3]，VHDL[*4]などに分類されており，それぞれ生体に対する機能が異なっている。この項で測定する HDL-コレステロールは，リポタンパク質のうちでコレステロール含量が少なく，リン脂質とタンパク質含量の割合が多いものの一つである。

　その代表的な生理作用には，末梢血管からコレステロールを除去し，動脈壁への LDL の取り込みを抑制するなどがあって，動脈硬化症ときわめて密接な関係にある脂質である。

　健康な成人の血漿 HDL-コレステロール濃度は，男子 36～60 mg/dl，女子 45～69 mg/dl と女子の方が生理的に高い。

　ここでは，DAOS（前項に記述済み）を利用した青色発色系の酵素法で測定する。

原理　血漿にリンタングステン酸とマグネシウム塩を含む沈殿試液を加えると，HDL 以外のリポタンパク質が選択的に沈殿する。この沈殿を除いた上清に発色試薬を作用させると，上清中のコレステロールエステル類は，コレステロールエステラーゼの作用により遊離のコレステロールと脂肪酸に分解される。生成したコレステロールは，既存の遊離型コレステロールと共にコレステロールオキシダーゼの作用を受けて酸化され，同時に過酸化水素を生じる。生成した過酸化水素は，ペルオキシダーゼ（POD）の作用により DAOS（8.1 トリグリセライドの測定の項を参照）と 4-アミノアンチピリンとを定量的に酸化縮合させ，青色の色素を生成させる。この青色の吸光度を測定して，血漿中の HDL-コレステロール濃度を求める。（一連の化学反応式は省略した。）

[*1] VLDL：超低比重リポタンパク質
　　（very low density lipoprotein）
[*2] LDL：低比重リポタンパク質
　　（low density lipoprotein）
[*3] HDL：高比重リポタンパク質
　　（high density lipoprotein）
[*4] VHDL：超高比重リポタンパク質
　　（very high density lipoprotein）

8. 血漿脂質の測定

試薬器具 HDL-コレステロール E-テストワコー[*1]，試験管，遠沈管，遠心分離機，ピペットマン[*2]，ホールピペット，恒温水槽（37℃），分光光度計

操作

●HDL-コレステロールの分画

① 遠沈管に血漿 0.2 ml を入れ，次に沈殿溶液 0.2 ml を加えよく混合する。

② 室温で約10分間放置した後，3,000 r.p.m. で 10～15 分間遠心分離を行う。

③ 遠心分離終了後，直ちに上清（HDL-コレステロール画分）を採取し，次表の「HDL-コレステロールの測定」の試料とする。

●HDL-コレステロールの測定（次表に従って実施する。）

	検体 (S)	標準 (Std)	試薬盲検 (Bl)
試料	上清 0.05 ml	標準液 0.05 ml	——※
発色試液	3.0 ml	3.0 ml	3.0 ml

よく混和し，37℃で5分間加温。
試薬盲検（Bl）を対照として検体（S）の吸光度 E_s および標準（Std）の吸光度 E_{std} を測定。
分光光度計 600nm

※イオン交換水 0.05 ml 添加の有無による吸光度の差は実際上ないので省略する。

計算

$$\text{HDL-コレステロール濃度}(mg/dl) = \frac{E_s}{E_{std}} \times 100$$

100：標準液濃度(mg/dl)

[*1] 和光純薬工業㈱製測定用キット。　[*2] 微量の試料採取用として最適な器具である（ピペットマンは商標品名）。

> **参考** 動脈硬化指数
> $$= \frac{総コレステロール濃度 - HDL\text{-}コレステロール濃度}{HDL\text{-}コレステロール濃度}$$
> この指数が，3.0以下であれば良好であるが，4.0以上の場合は運動や食生活習慣の見直しが必要である。

9. 血糖値の測定

血漿中のブドウ糖濃度すなわち血糖値は，空腹時でも70～110 mg/dl（成人）のレベルに維持されている。これは，膵臓から分泌されるホルモンのインスリンとグルカゴンや，その他のホルモンによって調節されているからである。

血糖値を低下させる機能をもつ唯一のホルモンであるインスリンの分泌不全があると，血糖値が当然高くなり，尿中へブドウ糖が排泄されることとなり，糖尿病や糖代謝異常が疑われる。

ここではムタロターゼとグルコースオキシダーゼによる酵素法（ムタロターゼ・GOD法）の測定キットを用いる。

> **原理** 血漿中のブドウ糖は発色試液中に含まれるムタロターゼの作用により，α型からβ型へ変換する。β-D-グルコースは，グルコースオキシダーゼ（GOD）の作用により酸化されて，同時に過酸化水素を生じる。生成した過酸化水素は，試液中のペルオキシダーゼ（POD），フェノール，4-アミノアンチピリンとを定量的に酸化縮合させ赤色の色素を生成させる。この赤色の吸光度を測定して，血漿中のブドウ糖濃度を求める。

> **試薬器具** グルコースCⅡ-テストワコー[*1]，ピペットマン[*2]，ホールピペット，恒温水槽（37℃），分光光度計

[*1] 和光純薬工業㈱製測定用キット。

[*2] 微量の試料採取用として最適な器具である（ピペットマンは商標名）。

操作 次表に従って実施する。

	検体 (S)	標準 (Std)	試薬盲検 (Bl)
試 料	血漿 0.02 ml	標準液 0.02 ml	———※
発色試液	3.0 ml	3.0 ml	3.0 ml

よく混和し，37℃で5分間加温。
試薬盲検（Bl）を対照として検体（S）の吸光度 E_s および標準（Std）の吸光度 E_{std} を測定する。
分光光度計 505 nm

※イオン交換水（蒸留水）0.02 ml の添加を省略しても吸光度に差はない。

計算

$$血糖値(\mathrm{mg/d}l) = \frac{E_s}{E_{std}} \times 200$$

200：ブドウ糖標準液の濃度

10. 血漿尿酸の測定

　尿酸は核酸（プリン体）代謝の終末産物である。血漿中の尿酸は，体組織の崩壊，体内での合成，食物からの摂取などに由来するが，そのほとんどは尿中へ排泄されるため血漿中にはごくわずかの量しか含まれていない。健康な成人の男子で 2.5～7.0 mg/dl，女子で 1.5～6.0 mg/dl である。

　血漿中の尿酸測定は，尿酸生成の亢進，核タンパク質の代謝異常や腎臓障害の診断に重要な意義をもつ。この尿酸の値が高くなると関節などに沈着し，痛風症状を呈することがよく知られている。

　ここでは，ウリカーゼと TOOS（後述）を利用した青紫色系の酵素法試薬で，試料中のアスコルビン酸，ビリルビン等の影響をほとんど受けない測定キットを使用する。

原理 血漿中の尿酸はウリカーゼの作用を受けて酸化され，同時に過酸化水素を生じる。生成した過酸化水素は，ペルオキシダーゼ（POD）の作用により TOOS（N-エチル-N-（2-ヒドロキシ-3-スルフォプロピル）-m-トルイジンナトリウム）と 4-アミノアンチピリンとを定量的に酸化縮合させ，青紫色の色素を生成させる。この青紫色の吸光度を測定して，血漿中の尿酸濃度を求める。（一連の化学反応式は省略した。）

試薬器具 尿酸C-テストワコー[*1]，試験管，ピペットマン[*2]，ホールピペット，恒温水槽（37℃）遠心分離機，分光光度計

操作 次表に従って実施する。

	検 体 (S)	標 準 (Std)	試薬盲検 (Bl)
試 料	血 漿 0.05 ml	標準液 0.05 ml	蒸留水または イオン交換水 0.05 ml
発色試液	3.0 ml	3.0 ml	3.0 ml
	よく混和し，37℃で5分間加温。試薬盲検（Bl）を対照として検体（S）の吸光度 E_s および標準（Std）の吸光度 E_{std} を測定。分光光度計　555 nm		

計算

血漿尿酸濃度(mg/dl) $= \dfrac{E_s}{E_{std}} \times 10$

10：標準液濃度(mg/dl)

[*1] 和光純薬工業㈱製測定用キット。　　[*2] 微量の試料採取用として最適な器具である（ピペットマンは商標名）。

第2章
循環に関する実験

　体液の循環は，血液の流れる血管系とリンパの流れるリンパ系で行われる。血管系はさらに心臓と血管（動脈，毛細血管，静脈）に分かれ，リンパ系は，リンパ管，リンパ節，脾臓などで構成される。
　ここでは循環器系の機能のうち，心音，脈拍，血圧，心電図を取り上げる。

1．毛細血管の観察（ヒトの爪床）

　血液と組織細胞とが直接物質の交換を行うところが毛細血管である。毛細血管の動脈側では末梢動脈圧によって血液の流入，血漿の浸出が行われ，静脈側では組織液の吸収が起きている。

目　的　　毛細血管の血行を観察する。

器　具　　顕微鏡（5×10程度），ツェーデル油（cedar oil），光源（60W電気スタンド）

方　法　　左手の環指（薬指）の爪床部の皮膚の小部分で，この部に分布している毛細血管の血行を顕微鏡で観察する。
① 爪床部にツェーデル油を落とす。
② 顕微鏡（対物レンズ×5，接眼レンズ×10）の対物レンズに油が触れないように注意し，光源は指の斜上方から照らして，観察する。

観　察　　∩型の毛細血管を，視野に数本から10数本見ることができる。動脈脚，静脈脚がみられ，また両者の移行部も区別して観察できる。

静脈脚はさらに乳頭下静脈叢の静脈枝に連絡している。

血流が遅い時は光源を強くしてみると，∩型状毛細血管内に血球が停滞していたり，血球塊となって血管内で振子状に動くのが見られる（このような場合にはこの部の血流は循環していない）。

移行部ではガス交換のため，血流が緩かな時は明らかに両側で色調の差がある。気温が高い時（暖めてもよい）は血流が速くなり，その差は無くなり同じ色調となる。また，瞬間的に点滅するように出現したり，消失する毛細血管も見ることができる。

2. 心音の聴取

心臓はその拍動に伴って音を発生する（心音）。聴診器や耳を前胸壁に当てると，心臓の拍動ごとに「ツー・トン」という2つの音が聞き取れる。第Ⅰ音（ツー）は，心房，心室が収縮する時房室弁が閉じることによって生じる音（低く長く濁っている音）であり，第Ⅱ音（トン）は，心室が拡張し始める時に大動脈弁と肺動脈弁が閉じることによって発生する音（高く短い澄んでいる音）である。

弁膜に狭窄や閉鎖不全などの障害があると，心臓内の血液が乱流や逆流を起こすため，心音の異常や雑音などが聴取される。

目的	第Ⅰ音と第Ⅱ音を聞き，心臓の働きを理解する。
器具	聴診器
方法	胸部に聴診器を当てて，心音を聴く（図2-1）。

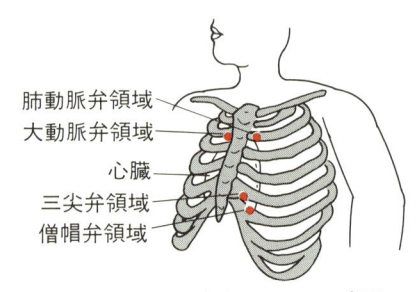

図2-1 聴診器を当てる部位

3. 脈拍の測定

　脈拍は心拍動の結果起こる現象である。すなわち，心収縮とともに血液は大動脈へ押し出され，大動脈は拡張し，このことにより動脈管に波動が伝わるが，この生じた波動を脈拍という。したがって，健康な場合には脈拍数は心拍数に一致する。安静時の脈拍数は，個人差，年齢差があるが，成人は1分間に平均70拍（回）位である。

　脈拍は体表面に近いところの動脈（浅側頭動脈，総頸動脈，鎖骨下動脈，腋窩動脈，上腕動脈，橈骨動脈，大腿動脈，後脛骨動脈，足背動脈など）で触れることができるが，脈拍の測定には，一般に橈骨動脈（手根部の内側で拇指（親指）のつけ根に近い所）を用いる。

目的
① 安静時の脈拍を正しく測定する。
② 測定部位の左右の差を比較する。
③ 体位を変えて測定し，差を比較する。
④ 運動を負荷し，脈拍の変化を観察する。

器具　ストップウオッチ

準備　被験者は5分以上心身の安静を保った後測定する。

方法　橈骨動脈で，座位または臥位で測定する。
① 被験者は手のひらを上に向け，座位の場合前腕を軽く曲げる。検者の一方の手で被験者の前腕を支える。
② 被験者の手首の拇指（親指）側の骨の上に，検者の3本の指・示指（人差し指），中指，環指（薬指）を揃えて置き，拇指は手首の裏側に当てる。その後，骨が触れなくなるまで3本の指を内側にずらし，橈骨動脈を感知する。

　　この位置にマークを付けておくと，運動直後迅速に測定できる。

　　検者の拇指では測定しないこと。理由は，拇指の動脈拍動を被験者の脈拍と間違えることがあるからである。

③ 安静時の脈拍を1分間測定する（15秒間の脈拍を数え4倍することもある）。間隔をあけて2〜3回測定する。

被験者は測定中楽な姿勢で安静を保つこと。例えば頸を曲げたり回したりすると，鎖骨下動脈が圧迫され橈骨動脈の血流に影響する。

④ 脈拍数の他，リズム，結滞，動脈壁の硬さ，脈拍の強弱などを知ることができる。

⑤ 運動直後の測定は，立位で10〜15秒間測定し6〜4倍して求める。運動停止後脈拍は急速に減少するので迅速に測定すること。

●参考　脈拍の変動

脈拍は健康時でも年齢，性，体格，活動，情動，体位，満腹，空腹など，生理的な因子によって変動する。

1. 脈拍数は一般に，女子は同年齢の男子よりもやや多い。また，背の高い人と低い人を比べると，背の高い人の方が脈拍数が少ない。
2. 立位での脈拍数は座位より10〜20回（拍）増加する。
3. 睡眠，安静時は脈拍数は減少し，食事，運動，精神的興奮，発熱時には増加する。

表2-1　脈拍数

年　齢	脈拍数（回/分）
新生児	130ないしそれ以上
乳　児	120〜130
幼　児	90〜110
学　童	80〜90
成　人	50〜80
高齢者	50〜90

4. 安静時脈拍が一過性でなく毎分90拍以上の場合，頻脈という。明らかな発熱がなく毎分100回のときは，甲状腺機能亢進，貧血，心不全が疑われる。
5. 毎分60回以下の脈拍数を徐脈という。普段スポーツをする人，力作業をする人，また高齢者の安静時や睡眠中においても観察される。
6. 心拍動が不規則になると脈拍も不整になるが，これを不整脈という。
7. 運動強度が強く，酸素消費量が大きい程心拍数は増加する。
運動時の最大心拍数（心拍数の上限）は，20歳で200回/分でありその後加齢とともに低下する（60歳では160回/分程度である）。
8. 24時間の心拍数を連続記録し，身体活動強度や1日の消費エネルギー量を知る測定器もある。

4. 血圧の測定

　血圧とは，心収縮によって駆出された大動脈の血液が動脈壁を押す圧力をいう。この圧力は，大動脈基部で最も高く，それを遠ざかるにつれて次第に低くなり，毛細血管を経た大静脈では0になる（図2-2）。

　血圧は，心拍出量（循環血液量・心収縮力）と末梢血管抵抗（血管壁の弾性・血管の収縮状態・血液の粘度）によって維持される。

　収縮期血圧（最大血圧，最高血圧）とは，心収縮期の血圧をいい，拡張期血圧（最小血圧・最低血圧）とは，心拡張期の血圧をいう。

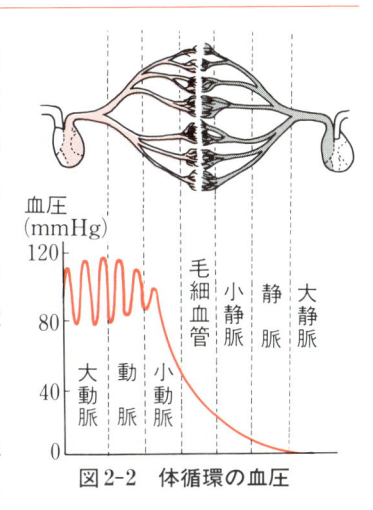

図2-2　体循環の血圧

　収縮期血圧と拡張期血圧の差を脈圧という（40 mmHg以上欲しい）。また，平均血圧とは心臓周期を通じての血圧の時間的平均をいい，拡張期血圧＋（脈圧／3）で算出する。

目 的
① 正しい血圧の測定法を学び，血圧測定の意義を考える。
② 左右の腕の血圧の差を比較する。
③ 体位（臥位，座位，立位）による血圧の差を比較する。
④ 足を冷水・温湯につけて血圧の変化を観察する。
⑤ 運動負荷後の血圧を測定し，運動前の値に回復するまでの時間を計る。

器 具　リバ・ロッチ（Riva-Rocci）型血圧計，聴診器

準 備
① 被験者は心身の安静を保つ。
② 上腕は衣服の袖で緊縛されないこと。また衣服の上から腕帯を巻いてはいけない。一般には，右上腕で測定する。
③ 室温は暑さ寒さを感じない状態にする。20℃前後に保つのがよい。
④ 血圧計を水平に置いた状態で，水銀柱が0位になっていることを確認する。

●参考 血圧計

血圧計には，水銀式（Riva-Rocci型），圧力式（Tycos型アネロイド血圧計），自動血圧計などがある。

リバ・ロッチ血圧計：腕帯（マンシェット），水銀柱，送気球と空気圧調節ねじが備わっている。水銀柱は0から260 mmHgまで目盛りがあり，1目盛りは2 mmHgである。血圧計を使用しない時は，水銀をすべて水銀槽にもどし活栓を閉じておく。

アネロイド血圧計：金属の容器に圧力を導き，圧力によって伸縮する特性を利用したものである。金属の疲労によって信頼性が低下する。

自動血圧計：腕帯のゴム囊への加圧減圧を自動化し，腕帯の中に採音装置を組み込んだものである。

☆　　　　　　　　☆

⑤ 腕帯の空気を完全に抜く。
⑥ 送気球の弁が完全か確認する。
⑦ 聴診器を膜側で聴診可能なように操作する。

方 法

触診法　収縮期血圧を測定する方法である。橈骨動脈を用い加圧の後に減圧し，動脈拍動を触れた時水銀柱の目盛りを読みとる。

聴診法　聴診器で血流音を聴取し，収縮期血圧と拡張期血圧を測定する。

（1） 腕帯を巻く

① 被験者は椅坐位，手掌を上向にし，測定部位が心臓の高さになるように机上に置くなどして上腕を支持する。
② 腕帯は手指2本が入る位の固さでしっかり巻き（強く巻く意味ではない），腕帯の下端が肘窩から2～3 cm上になるようにする。また，腕帯のゴム囊の中央が上腕動脈の上になるように巻く。

（2） 触 診 法

① 橈骨動脈の拍動が最も良く触れる場所に手指（示指，中指，環指）を置く。
② 送気球の弁を閉じ，加圧する（急速に押して加圧すること）。
③ 動脈拍動を触れなくなったら，さらにもう少し加圧する。
④ 弁をゆっくり開け減圧する（その速度は1拍動2～3 mmHgがよい）。
⑤ やがて，動脈拍動が触れる。この時の水銀柱が収縮期血圧である。

水銀柱を読みとる時の目との距離は，1m以内とする。

(3) 聴診法

① 肘関節内側弯曲部に聴診器の膜側を軽く当て聴診する（図2-3）。
② 送気球で急速に加圧する。触診法で得た血圧値より30mm Hg位高い水銀柱の目盛りを示すまで加圧する。
③ ゴム囊の圧を減圧する。速度に注意（触診法④）。
④ 遮断していた血液が流れる。この時点で聴診器に律動的な軽くたたく音が聞こえ始める（コロトコフ音）。この時の水銀柱の目盛りが収縮期血圧である（スワンの第一点）。

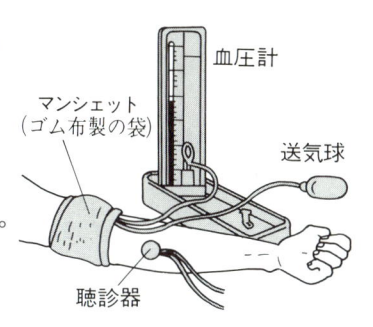

図2-3 血圧の測定

⑤ 減圧に伴って，血流音が変化する（図2-4）。
⑥ ゴム囊の圧をさらに減少していくと音は次第に大きくなり，次いで急に小さくなり，消失する。このコロトコフ音が全く聞こえなくなった時の水銀柱の目盛りが拡張期血圧である（スワンの第五点）。
⑦ 測定は同側で2回測定して低い方の値を血圧値とする（収縮期血圧/拡張期血圧 mm Hg）。

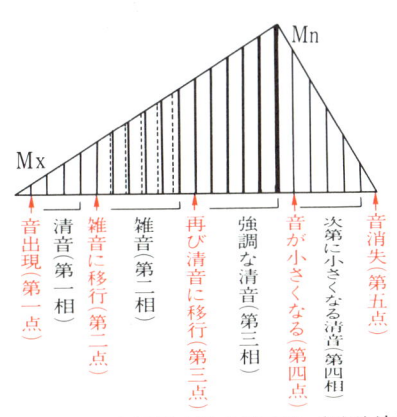

図2-4 血圧測定時の音変化（聴診法）

音出現(第一点) | 清音(第一相) | 雑音に移行(第二点) | 雑音(第二相) | 再び清音に移行(第三点) | 強調な清音(第三相) | 音が小さくなる(第四点) | 次第に小さくなる清音(第四相) | 音消失(第五点)

(4) 器具の始末

① 水銀を水銀槽に納め，活栓を閉じる。
② 腕帯，送気球をケースに納める。
③ 聴診器のイヤピースと膜側を消毒する（消毒綿）。

準備（血圧計，被験者）
↓
触診法で測定
↓
聴診法で測定
↓
器具の始末

●参考　血圧値

新生児の収縮期血圧は20〜60 mm Hg であり，その後成長とともに徐々に高くなり，思春期に急激に上昇する。17〜18歳頃に成人の血圧値に達する。

健康な若年成人の血圧の平均値は，収縮期血圧（最高血圧）120mm Hg，拡張期血圧（最低血圧）80mm Hg 位である。

日本高血圧学会発行の高血圧治療ガイドライン（JSH2019）の判定基準では，正常血圧を収縮期/拡張期が120/80 mmHg 未満，高血圧を140/90 mmHg 以上と定めている（表2-2）。

表2-2　日本高血圧学会（JSH）のガイドライン（2019）の血圧分類

分類	収縮期血圧(mmHg)		拡張期血圧(mmHg)
正常血圧	<120	かつ	<80
正常高値血圧	120-129	かつ	<80
高値血圧	130-139	かつ／または	80-89
Ⅰ度高血圧	140〜159	かつ／または	90-99
Ⅱ度高血圧	160〜179	かつ／または	100-109
Ⅲ度高血圧	≧180	かつ／または	≧110
（孤立性）収縮期高血圧	≧140	かつ	<90

注）血圧分類は，降圧薬非服用下で，少なくとも2回以上の異なる機会における血圧値によって行う。1-2分の間隔をおいて複数回測定し，安定した値を示した2回の平均値を採用。

一般に，収縮期血圧が90〜100 mmHg 未満を低血圧という。若い女性に比較的多く，疲労感，全身倦怠感，めまい，肩こり，頭痛や頭重などを訴えることがある。

●参考　血圧の生理変動

血圧は健康なヒトでも種々の因子で変動する。
① 年齢　加齢とともに動脈壁の伸展性が低下し，血圧は一般に高くなる。
② 性　同一年齢でも女性の血圧は，男性より5〜10 mmHg 低い。
③ ストレス　緊張や激しい情動の変化により血圧は上昇する。
④ 寒冷刺激　ストレスとなり血圧は上昇する。
⑤ 体位　仰臥位の血圧が最も低く，坐位，立位と高くなる。
⑥ 食物摂取　食後60分位までは，収縮期血圧が10 mmHg 程度上

⑦ 運動　強度，鍛練の程度で異なるが，一般に収縮期血圧は上昇する。拡張期血圧は不変か，やや下降し，脈圧が増加する。
⑧ 入浴　温湯の温度が37～38℃では血圧に変動はないが，42℃では皮膚を刺激（毛細血管拡張）して血圧は上昇する。
⑨ 排泄　膀胱充満は末梢血管の収縮を起こし，血圧は上昇する。
⑩ 日内変動　夜就寝とともに血圧は下降し午前0～4時頃最も低く，明け方起床前から上昇し，日中は高値を保ち，午後から夕方にかけ緩やかに下降する。午前および午後9時頃が最も高い。
睡眠中は覚醒時に比較して20～30 mmHg 程度低い。

表2-3　血圧の状況（性・年齢階級別）

	年　齢（歳）	総　数（実　数）	低血圧	正　常	境界域	高血圧
男	総　　数	100.0 (3,221)	0.1	54.8	25.3	19.8
	15～19歳	100.0 (　166)	1.2	95.2	3.0	0.6
	20～29	100.0 (　322)	—	85.7	10.6	3.7
	30～39	100.0 (　440)	—	79.1	13.0	8.0
	40～49	100.0 (　525)	—	59.2	22.1	18.7
	50～59	100.0 (　569)	—	46.7	27.8	25.5
	60～69	100.0 (　675)	—	34.5	37.6	27.9
	70歳以上	100.0 (　524)	—	33.2	36.6	30.2
女	総　　数	100.0 (4,615)	0.3	64.7	20.6	14.5
	15～19歳	100.0 (　209)	2.9	95.7	1.0	0.5
	20～29	100.0 (　443)	1.1	97.1	1.6	0.2
	30～39	100.0 (　697)	0.3	92.7	5.2	1.9
	40～49	100.0 (　764)	—	75.9	13.2	10.9
	50～59	100.0 (　926)	—	56.8	25.7	17.5
	60～69	100.0 (　851)	—	40.4	36.5	23.0
	70歳以上	100.0 (　725)	—	35.6	35.3	29.1

（平成10年国民栄養の現状）

5. 心電図の測定

心筋は興奮すると流動電位が発生する。すなわち，興奮部は安静部位より電位が低く，電気的に安静部に対して陰性となるが，このような興奮部による陰性電位を活動電位とよぶ。

心筋の活動電位を体表面から導出して記録したものが心電図（ECG）である。心電図の波形は，PからUまでの6文字で表される（図2-5）。P波は心房の収縮，QRST波は心室の収縮を表す。T波に続いて小さな波がみられることがあり，これをU波という。

心電図の誘導には，体の決められた部分に電極を装着し，その2点間の電位差を求める双極誘導（標準肢誘導）と，あらかじめ決めておいた基準と電極装

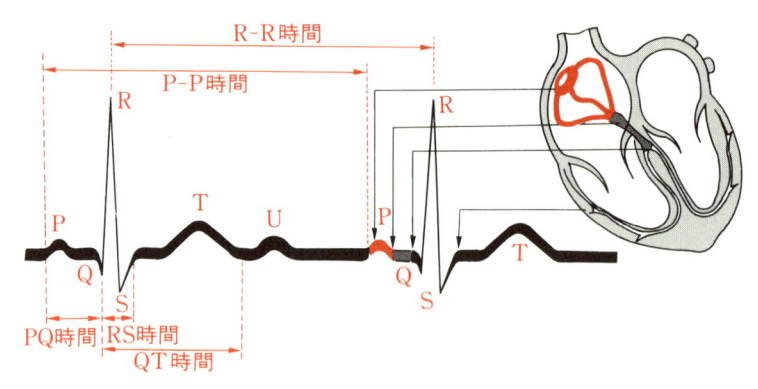

図2-5 心電図の基本波形

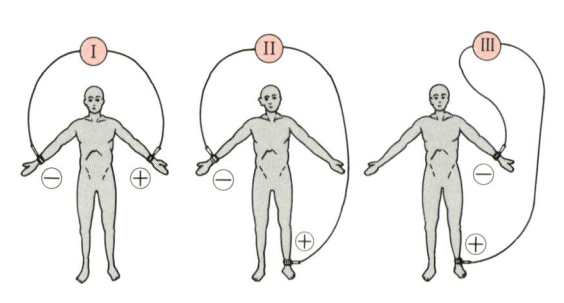

図2-6 標準肢誘導法

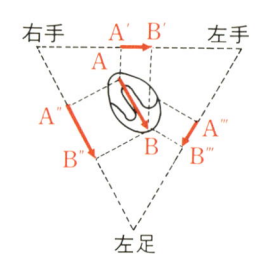

図2-7 第Ⅰ, Ⅱ, Ⅲ誘導

5. 心電図の測定

着点の電位差を記録する単極誘導（単極肢誘導・単極胸部誘導）とがある。

目 的　心電図を記録し，心筋の興奮が伝播していく状態を波形を観察しながら考えるとともに，波形を計測する。

器 具　心電計[*1]，誘導コード，アース線，心電図用クリーム，アルコール綿，キャリバー，

準 備　（1） 心電計の準備

① アース線を接続の後，電源コードを接続する。
② 電源を入れ，針の振れ（10 mm／mV），記録紙の紙送り速度（25 mm／秒）を点検する。
③ 校正曲線を入れる。
④ 心電計が正しく作動することを確認の後，誘導コード（被験者コード）を心電計に接続する。

（2） 測定室の準備

① 暑さ寒さを感じない室温（20〜25℃），適度な湿度であること。
② 測定用ベッドは手足を楽に伸ばせる大きさであること（ベッドの幅が狭いと緊張の結果，筋電図が混入することがある）。また，高い枕も筋肉を緊張させるので注意する。

（3） 被験者の準備

① 腕時計，ブレスレット，ネックレスを外す。合成繊維の衣服は付けない（静電気が発生して帯電し，計器が狂うので下着からすべて注意する）。
② 前腕は先半分，下腿は下1／3，胸部は広く露出できるようにする。
③ 被験者に対して緊張や不安感を取り除くようにする。

操 作　（1） 電極の装着

① 被験者は仰臥位で，ベッドに横になる。
② 手のひらを上にし，両腕は体から少し離して体の前側に置く。
③ 両踵は10 cm位離し，全身の力を抜き楽にして静かに横たわる（筋

[*1] 心電計には，熱ペン式の一素子心電計や多素子心電計（3誘導ずつが同時に記録できる，ⅠⅡⅢ，aVR aVL aVF，V_1〜V_3，V_4〜V_6）がある。

肉に力が入ると筋電図が混入する）。

④ 被験者の両手首屈側，両足首内側の皮膚をアルコール綿で拭いた後，クリーム（ペースト）を塗ってから電極を装着する。装着の仕方が悪いとノイズの原因となる。

⑤ 右足にRF（接地用），右手にR，左手にL，左足にFを接続する。次に，胸部6点に電極（V₁〜V₆）を装着する（図2-8）。

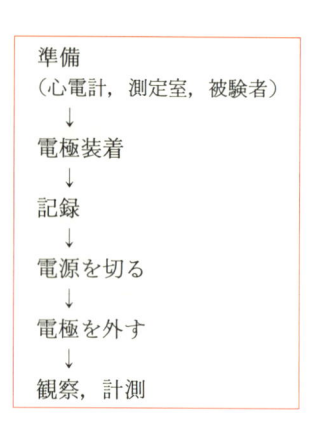

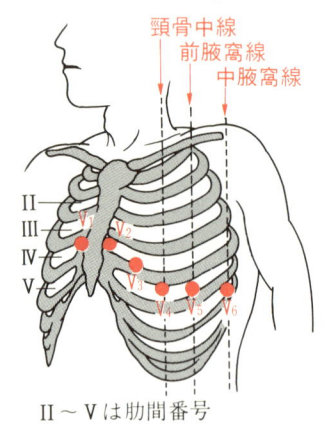

```
準備
（心電計，測定室，被験者）
　↓
電極装着
　↓
記録
　↓
電源を切る
　↓
電極を外す
　↓
観察，計測
```

頸骨中線
前腋窩線
中腋窩線

II〜Vは肋間番号

図2-8　単極胸部誘導

（2）記録する

（各心電計の取扱い説明書を読む）

① 誘導切り替えダイヤルを操作して，目的の誘導を選ぶ。普通は第I誘導から始める。3チャンネル同時記録の心電計では「I II III」誘導から始める。

　熱ペンの振れが記録紙の中央になるよう調整する。振幅の大きさを確認する（大き過ぎる時は感度を1/2にし，校正曲線を入れる）。

　普通は紙送り速度25mm/秒，感度1で，5〜7心拍記録する。

② 誘導を切り替えて，順次心電図を記録する。普通，I II III，aV$_R$，aV$_L$，aV$_F$，V₁〜V₆の順で行う。

　被験者は記録中安静にし，眠ったり，動いたり，話をしないこと（咳やしゃっくりの時は記録を中止する）。

③ 電源を切った後，電極を外す。

④ 記録した心電図を台紙に貼って波形を観察する。

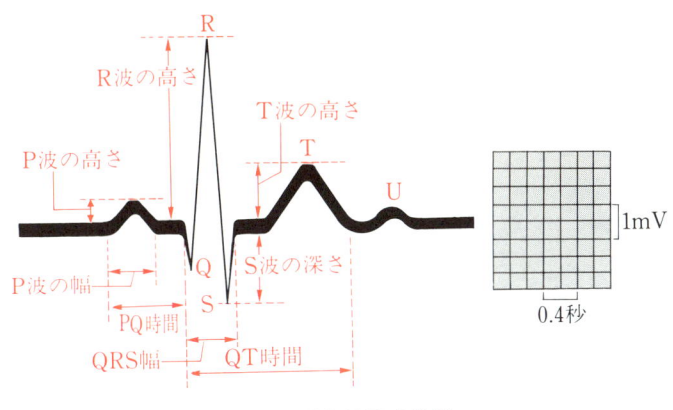

5. 心電図の測定

図 2-9 心電図各波形の計測

計 測　心電図の波形は誘導によって差があるが，1心拍は最初の小さなP波，次の鋭いQRS群，次のT波の3つの主な波と，T波の直後に現れる小さなU波から成る。

　P波とQRS群との間，QRS群とT波の間，T波（またはU波）と次のP波との間は通常基線上に位置する。正（陽性）の電位変化は上向きに，負（陰性）の電位変化は下向きに振れる。

　心電図の時間幅は1mmが0.04秒（標準速度）なので，計測した値に0.04を乗ずれば時間の表現となる。

　振幅はペンの幅を加えないように計測する，すなわち，上向きの棘波は基線の上部から棘波の頂点まで，下向きの棘波は基線の下部から棘波の底点まで測定する。棘波の1mmは0.1mV（標準記録）となる。

　心周期の測定は，R—Rで行う。心拍数（回/分）の計算は，60/R—R時間（秒）で求める。R—R時間の計算は，秒＝｛(R—R)mm/25mm（紙送り速度25mm/秒）｝となる。この，R—R時間が一定でないものを不整脈という。

　各自の心電図について，①R—R間隔，②P波（大きさ，形，持続時間），③PQ時間，④QRS波（振幅，形，持続時間），⑤T波（大きさ，形，向き），⑥QT時間　などを観察，計測する。

判定 図2-10に正常心電図の例を示す。R—Rの正常値は60〜100回／分、100回以上が頻脈、60回以下は徐脈である。表2-4に成人の基準値を示した。

心電図は、不整脈の診断、心臓疾患の診断（狭心症、心筋梗塞、心室肥大など）に欠くことのできないものである。また、虚血性心疾患の診断には運動負荷心電図も用いられる。

表2-4 正常心電図の標準（成人）

名 称	P 波	PQ時間	QRS波
持続時間(秒)	0.06〜0.10	0.12〜0.20	0.06〜0.10
棘高電圧 (mV)	0.25以下		0.5〜1.6 以下
内 容	心房の興奮	房室の興奮伝導時間	心室興奮の開始

名 称	ST接合部	T 波
持続時間(秒)	0.10〜0.15	0.12〜0.20
棘高電圧 (mV)	基線上にあるのが原則	0.2以上
内 容	心室全体が興奮	心室興奮の終了

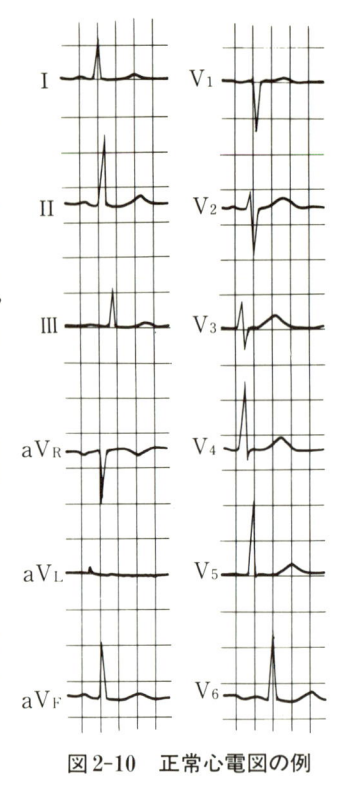

図2-10 正常心電図の例

●参考文献

- 川村一男編著：解剖生理学実験、建帛社、1996
- 川村一男編著：生理学通論、建帛社、1995
- 小池五郎編著：解剖生理学、建帛社、1997
- 岡本陽子・荒井博子編集：基礎看護技術、廣川書店、1993
- 日本生理学会編：生理学実験書、南江堂、1986
- 検査と技術、vol 15、No.15、医学書院、1987
- 石河利寛著：生理学、メヂカルフレンド社、1987
- 金井泉ほか編著：臨床検査法提要、金原出版、1970
- 健康・栄養情報研究会編：国民栄養の現状（平成10年国民栄養調査結果）、第一出版、2000

第3章
呼吸に関する実験

　生体が外界から酸素（O_2）を取り込み，体内で生じた二酸化炭素（CO_2）を体外に放出する機能，すなわち O_2 と CO_2 のガス交換を呼吸とよび，呼吸作用を営む器官を呼吸器という。呼吸は，まず肺で外界の空気と血液との間でガス交換が行われるが，これを外呼吸（肺呼吸）という。次いで，血液によって組織細胞にガスが運搬され，細胞と血液との間で再びガス交換が行われる。これを内呼吸（組織呼吸）という。一般に呼吸といえば外呼吸を指す。

　呼吸運動は，延髄にある呼吸中枢によって調節されている。すなわち，体内の種々の受容器からの興奮を受けて反射的に呼吸運動を調節している。

　この章では，呼吸数の測定，肺機能の測定として肺活量・換気量・最大換気量を取り上げる。

1. 呼吸数の測定

　呼吸数は，年齢，体位，体温，環境温度，精神興奮，運動などで変動する。また，随意的に呼吸数や呼吸の深さを変えることができる。

目 的	安静時の呼吸数を1分間測定し，呼吸のリズムと深さを観察する。
器 具	ストップウオッチ
方 法	検者の手を，被験者の胸部または腹部に軽く置き，被験者に極力呼吸運動を意識させないようにして，ストップウオッチで1分間の呼吸数を測定する。

●参考　呼吸数

成人の安静時呼吸数は毎分16〜20回である。睡眠時には少ないが，体温上昇，精神興奮，運動時には増加する。

1分間の呼吸数が24回以上を頻呼吸，12回以下を徐呼吸とよぶ。また呼吸数は変化せずに1回換気量が増加した場合を，過呼吸という。

表3-1に，年齢別呼吸数を示す。

表3-1　呼吸数（毎分）の年齢変化

年齢	呼吸数	年齢	呼吸数
新生児	30〜80	5歳	20〜25
1歳	20〜40	10歳	17〜22
2歳	20〜30	15歳	15〜20
3歳	20〜30	20歳	15〜20

（保志，1988）

2. 肺活量の測定

肺活量は，できるだけ深く吸息（最大吸気位）した後で最大限に呼出（最大呼気位）した時に排出される空気量をいう。正常の安静呼吸の時に肺内に出入りする空気量を一回呼吸気量（400〜500 ml）といい，安静吸息の後に，さらにできるだけ深く吸息することによって吸入される空気量を予備吸気量（1,500 ml）といい，安静呼息の後に，さらにできるだけ深く呼息することによって呼出される空気量を予備呼気量（1,500 ml）という。

肺活量は，これら3者を合計したものである（図3-1）。

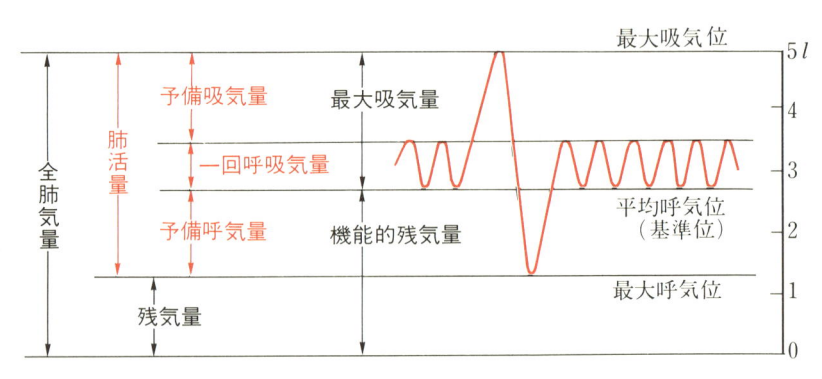

図3-1　肺気量の区分

2. 肺活量の測定

　肺活量の大きさは，体の酸素の需要量が増加した時に呼吸を促進して，それに応ずる能力を増すものであるので，体力，特に全身の持久力の指標として用いられる。

　健康成人男子の肺活量は 3～5 l，女子は 2～3 l であるが，性，年齢，身長，体重，日常の運動量の多少によって差異がある。

　測定方法には，肺活量計による方法，呼吸計による方法がある。呼吸計を用いると肺気量各分画（図3-1）の測定も可能である。ここでは，肺活量計による方法について述べる。

目　的
① 立位での肺活量を測定し，％肺活量を求める。
② 体位を変えて（立位，座位，臥位）肺活量を測定する。
③ 身長，体重，胸囲を計測し，肺活量との関係を観察する。
④ 着衣の条件を変えて（ガードル，ブラジャーなどの着脱を含めて），肺活量を比較する。

器　具　肺活量計（KYS肺活量計，図3-2）[*1]，温度計，アルコール綿

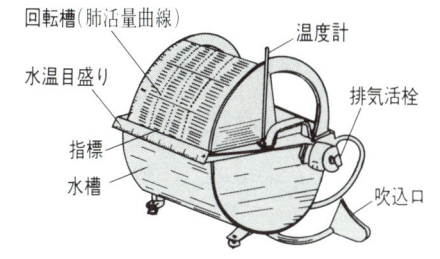

図3-2　KYS肺活量計

方　法
（1）　KYS肺活量計の準備
① 水槽の標線（赤線）まで水を入れ，水平位置調節ネジで水平を保つよう調節する。
② 水温を計り，水温目盛尺上の指標を水温に合わせる。
③ 排気活栓を開き，回転槽を最下位に沈めて（回転槽内の空気を排出する）活栓を閉じる。
④ 吹込口をアルコール綿で消毒する。

（2）　測　　定
① 被験者は立位で，両足を少し開く。肺活量計の吹込口を手に持ち，

[*1] 肺活量計には湿式と乾式がある。KYS肺活量は湿式で，利点は，測定後ただちに体温（37℃）に補正した値が求められることである。

1～2回深呼吸後，できるだけ深く空気を吸い込む。
② ただちに吹込口をしっかり口に当て，もう一方の手で鼻をつまんで（またはノーズクリップを用いる），呼気が漏れないようにしてゆっくり呼気を肺活量計に吹き込む。最後は肺内の空気を完全に呼出する。
③ 呼気の温度が水温と一致したら（1分位待つ），肺活量計の目盛りを読む。
④ 通常この操作を3回行って，最大値を肺活量とする。

● **測定時の注意** 呼気の吹込み時一気に呼出しないこと（呼気が吹込口や鼻から漏れることがある）。また，着衣量や胸腹部への衣服圧が強くならないように注意する（着衣量の多い冬期，女子のファンデーションによる締め付け）。

| 判 定 | ① ボールドウィン（Baldwin）の予測式（16歳以上）を用いて，予測肺活量を計算する。

男子 　｛27.63－(0.112×年齢)｝×身長（cm）

女子 　｛21.78－(0.101×年齢)｝×身長（cm）

② ％肺活量を求める。

$$\%肺活量 = \frac{実測肺活量}{予測肺活量} \times 100$$

ノモグラム（図3-3）を用いる方法もある。

③ ％肺活量が80％以上は正常である。80％以下の時は，換気機能の障害が疑われる。

● **参考 肺活量**
　　女子の肺活量は男子の70～80％である。年齢との関係では25～35歳で最高値を示し，その前後に向かって低くなるといわれる。また，身長の低い人の方が高い人より肺活量は少ないともいわれる。
　　体位の関係は，一般に臥位に比して座位は3.7％，立位は5％多いといわれる。

2. 肺活量の測定　43

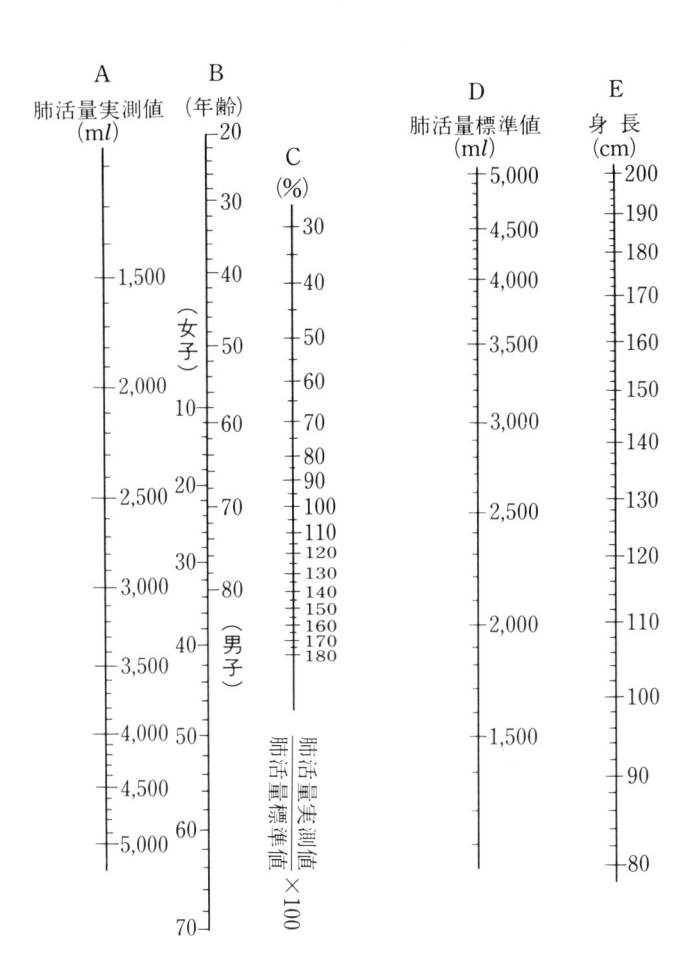

A	B	C	D	E
肺活量実測値 (ml)	(年齢)	(%)	肺活量標準値 (ml)	身長 (cm)

図3-3　肺活量を算出するノモグラム
(Baldwin らの式による)
(金井泉ほか編著：臨床検査法提要, 金原出版, 1970)

3. 換気量の測定

　換気量とは，安静時1分間に肺内に出入りするガス量をいう。時間的ならびに動的要素を加えて換気能力を測定するもので，最大換気量と同様に，呼吸筋および胸郭の運動性，肺の縮張力が関係する。

　測定方法には，ダグラスバッグに呼気を採集する方法やスパイロメーターを用いる方法があるが，ここでは前者について述べる。

目的
① 安静時換気量を測定し，換気能力を検討する。
② 運動後の換気量を測定し，安静時の値と比較観察する。

器具
　呼気マスク，ダグラスバッグ，蛇管，二方活栓，ガスメーター，温度計，ストップウオッチ

方法
① 被験者は数分間安静の後，呼気マスクを装着する（立位）。呼気マスクから呼気漏れのないことを確認する。
② 呼気マスクとダグラスバッグを連結する。この時，ダグラスバッグの空気は完全に排出されていること。
③ 検者は被験者が呼気マスクに慣れたところ[*1]（普通に呼吸が行えること）で，ダグラスバッグの二方活栓を開き，正確に3分間呼気を採集する。同時に，被験者の呼吸数を測定する。
④ ダグラスバッグをガスメーターにつなぎ，呼気を徐々にガスメーターを通して排気する。ガスメーター温度を記録する。
⑤ 排気後のガスメーターの読みとガスメーター温度から3分間の呼気量を求める。
⑥ 表3-2を用い，この呼気量（ATPS値）に，ガスメーター温度に対する係数を乗じて測定値（BTPS）に換算する[*2]。
⑦ 1分間当りの値で表す（BTPS値を採気時間で割る）。

[*1] 換気量は心因性因子に影響され，呼気マスクを装着しただけでも増大するので，呼気マスクに慣れてから測定することが大切である。

[*2] ガスメーターから読んだ呼気の値は，測定時の室温，大気圧，水蒸気飽和状態での値（ATPS）であるから，この値を，37℃，大気圧，水蒸気飽和状態（BTPS）に換算する。

表 3-2　ATPS から BTPS へ換算するための係数

ガスメー ター温度	BTPS 係　数	ガスメー ター温度	BTPS 係　数	ガスメー ター温度	BTPS 係　数	ガスメー ター温度	BTPS 係　数
6℃	1.174	14℃	1.133	22℃	1.091	30℃	1.045
7	1.168	15	1.128	23	1.085	31	1.039
8	1.164	16	1.123	24	1.080	32	1.032
9	1.159	17	1.118	25	1.075	33	1.026
10	1.153	18	1.113	26	1.068	34	1.020
11	1.146	19	1.107	27	1.063	35	1.014
12	1.143	20	1.102	28	1.057	36	1.007
13	1.138	21	1.096	29	1.051	37	1.000

(三浦悌二,谷島一嘉編:新編衛生学実習,南山堂,1986)

判　定　健康成人の安静時毎分呼気量は 5～8 *l* であるが,個人差ならびに生理的動揺が大きい。通常,体表面積当り1分間量で表す。

平均値は,男子 3.6 *l*/分/m², 女子 3.2 *l*/分/m² である。

4. 最大換気量の測定

　最大換気量は,短時間(12秒)に最大限の努力をさせて過剰換気を起こさせた時の換気量である(1分値に換算して表す)。すなわち,1分間に肺に出入りするガスの最大値である。

　最大換気量は,肺や胸郭系の換気能力を測定するもので肺活量とともに,呼吸機能の指標とする。

　ダグラスバッグを用いて測定する方法について述べる。

目　的　最大換気量を測定し,肺の機能について考える。

器　具　換気量の測定に同じ。

方　法　①,②　換気量の測定と同じ(p.44)。
　　　　　③　被験者は両足を少し開いて立ち,「始め」の合図で最大限の努力で呼吸をする。

④ 数呼吸して呼吸の深さが十分大きくなったと思われる時，二方活栓を切り替えダグラスバッグに接続する。正確に12秒間呼気を採集する。

　1回換気量は肺活量の1/3～1/2位，呼吸数は12秒間に15～20回位（1分間に75～100回）が適当であるので，検者は被験者の様子を観察しながら，少し早めに号令をかけてリードする。

⑤ ダグラスバッグをガスメーターに接続し呼気量を測定する。またガスメーター温度を記録する。

⑥ 通常3回繰返し，最大値をとる。なお，1回測定した後は2分位の間隔をおく。

●測定時の注意点　空腹時や食事直後を避ける。

　胸部や腹部をゆったりした状態で測定するのがよいので，上衣は脱ぎ，ベルトやきついファンデーションはゆるめるか脱ぐのがよい。

　呼吸はできるだけ呼気・吸気の流速を速くし，深くかつ高頻度で行うようにするため両肘の上下で胸部の伸縮を助勢する。

計算　① ガスメーターから読んだ呼気の値は「ATPS」であるので，「BTPS」に換算する（p.44～45「換気量の測定」参照）。

② BTPS値を5倍して，1分間の最大換気量とする。

判定　① 健康成人の最大換気量は，男子120～170 l/分，女子90～140 l/分である。これより−20％までは正常であり，それ以下であると呼吸障害が考えられる。

② 最大換気量は，性，年齢，体表面積によって異なるので，この因子を考慮したボールドウィンの予測式が用いられている。

　最大換気量予測値（l/分/m²）の算式は次式による。体表面積は身長と体重から，図7-3（p 107）によって求める。

　　男子　　{86.5−(0.522×年齢)}×体表面積（m²）

　　女子　　{71.3−(0.474×年齢)}×体表面積（m²）

　実測値／予測値×100（％）の値が，80～120％は正常である。

③ 最大換気量算出用ノモグラムの利用もある（図3-4）。

4. 最大換気量の測定　47

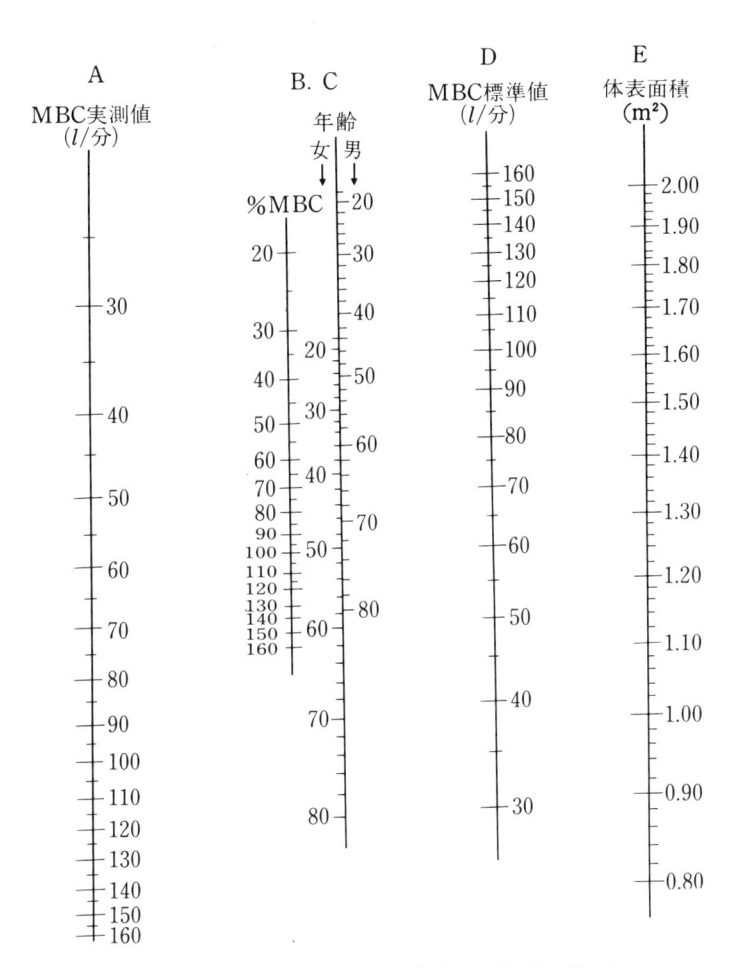

図3-4　最大換気量を算出するノモグラム
（Baldwin らの式による）
（金井泉ほか編著：臨床検査法提要，金原出版，1970）

●参考文献

・川村一男編著：解剖生理学実験，建帛社，1996
・川村一男編著：生理学通論，建帛社，1995
・小池五郎編著：解剖生理学，建帛社，1997
・岡本陽子・荒井博子編集：基礎看護技術，廣川書店，1993

第4章
エネルギー代謝に関する実験

　生体が生命を維持するためには，循環，呼吸，排泄，筋運動，神経作用，体温の保持など，種々の活動を行わなければならない。そのためには，エネルギーの供給が必要であり，それはすべて飲食物から供給される。
　エネルギー代謝とは，エネルギー源（糖質，タンパク質，脂質）が体内で酸化され，小分子に分解しながらエネルギーに変換していくことをいう。
　エネルギー代謝は，基礎代謝，睡眠代謝，安静（時）代謝，作業（運動）代謝などに分けることができる。

基礎代謝　　生命維持に必要な最小限のエネルギー代謝である。すなわち，目を覚ましている状態で最もエネルギーの消費量が少ない状態の時でのエネルギー代謝をいい，代謝を考える場合の基準状態とされている。

睡眠（時）代謝　　昭和50年のエネルギー所要量改定時までは基礎代謝の10％減としていたが，現在は基礎代謝と同じとみなしている。

安静（時）代謝　　肉体や精神の緊張を解き，食物摂取の影響がなく，椅子に座っている状態でのエネルギー代謝をいう。基礎代謝の20％増しとした値が一般に用いられる。

作業代謝　　日常生活，運動，労作など身体を動かすことに伴うエネルギー代謝をいい，よび方も，運動代謝，労作代謝あるいは労働代謝という。

　これらの消費エネルギーの表し方に，エネルギー代謝率（RMR）や活動代謝（Ea）がある。

1. エネルギー代謝測定の種類と方法

　エネルギー代謝の測定には，体内で生じる熱量を直接熱量計で計る方法（直

第4章 エネルギー代謝に関する実験

接法）もあるが，大仕掛けな装置を必要とするので，現在はあまり用いられていない。一般的に行われているのは，呼吸によって体内に摂取される酸素量と呼出した二酸化炭素量を測定して求める間接法が普通で，その代表的なものは，ダグラスバッグ法（開放式間接熱量測定法）である。

これは，呼気マスクを付け一定時間の呼気をダグラスバッグ（ゴム製の袋）に集め，この中の酸素と二酸化炭素を分析装置で分析する方法である。また，尿中に排泄された窒素量を測定することにより，タンパク質の燃焼量をみることもある。

呼気ガスの分析法には，化学的分析法と物理的分析法がある。化学的分析法には，労研式大型・小型呼気ガス分析器，ショランダーガス分析器などを用い分析する方法がある。また，物理的分析法としては自動呼気ガス分析装置が用いられ，ポーラログラフ式，電極式，磁気圧式，赤外線ガス分析法，非分散赤外線吸収法などがある。

2. 労研式呼気ガス分析装置による呼気分析(ダグラスバッグ法)

ここでは，わが国で古くから用いられてきた労研式小型呼気ガス分析器を用いる方法を述べる。この方法は，操作が比較的簡単であり，携帯移動が便利で精度も高く，労研式大型と変わらない。

原理 大気中の酸素および二酸化炭素の濃度はほぼ一定しているので，呼気中の酸素・二酸化炭素濃度と呼気量を測定すれば，この時の体内での酸素消費量と二酸化炭素産生量が計算できる。

器具 労研式小型呼気ガス分析器，小型採気管（小型ガス採気管），ダグラスバッグ（呼気採集袋），二方活栓，呼気マスク，蛇管，ガスメーター，温度計，気圧計（フォルタン水銀気圧計），ストップウオッチ

2.1 呼気採集・呼気量の測定

操作 ① ダグラスバッグは折り畳んで完全に排気し，二方活栓は外気と接続して止める。

2. 労研式呼気ガス分析装置による呼気分析（ダグラスバッグ法） 51

② 被験者に呼気マスクを付ける。吸気口や排気口から呼気漏れのないことを確認する（吸気孔・排気孔をおさえて点検する）。

③ 呼気マスクと蛇管，ダグラスバッグを接続し，活栓をダグラスバッグ側に切り替え，一定時間の呼気を採集する。労作負荷時の呼気採集はダグラスバッグを背負う。

④ ガスメーター作動前の目盛りを読み記録しておく。

⑤ 呼気を採集したダグラスバッグとガスメーターを蛇管で接続し，呼気量を測定するが，蛇管の途中の2つの支管に小型採気管を取り付け呼気（サンプル）を採取する（図4-1）。すなわち，バッグの活栓を開け，バッグを絞って20～30 l の呼気をガスメーターに流し，その後蛇管を指で押して蛇管への呼気の流れを止め（図4-1），小型採気管の両端の活栓を開いて呼気を約30～40 l 通し（小型採気管内の空気は呼気に置き換えられる），活栓を閉じる（この時，嘴管側活栓は図4-2のように閉じること）。

　採気管を取り替える時は，バッグの二方活栓を閉じてから行う。採気管（サンプル）は，予備のために2～3本採気しておくのがよい。

⑥ ガスメーターの目盛りと温度を読みとる。

⑦ 気圧，室温を記録する。

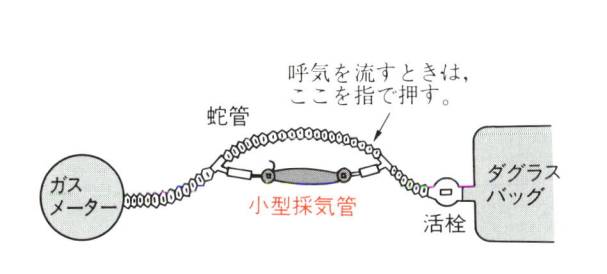

図4-1　小型採気管の呼気採取方法

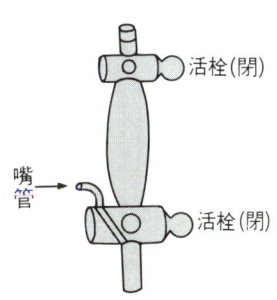

図4-2　採気管の閉じ方（呼気採気後）

2.2 呼気分析

原理 水槽中にある2本のビュレットに，被験ガス（大気または呼気）5mlを導入し，これをガス吸収管に送り，O_2 と CO_2 を吸収させて容量減少（水銀柱）から O_2 と CO_2 ％を読みとる。

[特殊活栓 BB′]　次の3通りの接続がある。

①＜＞の位置；外気とビュレットを接続

②∨∨の位置；外気とガス吸収液を接続

③＞＜の位置；ガス吸収液とビュレットを接続

(1) 予備操作（大気分析）

分析器の管腔から酸素や二酸化炭素を除去するため，大気を2回以上分析した後（予備操作）呼気ガスの分析に移る。また，清浄な大気は O_2 20.93％, CO_2 0.03％, N_2 （アルゴンを含む）79.04％と，その組成が一定しているので分析器が正常に作動しているかの判定にもなる。

[各部の名称]
N；外気口 Y字管　BB′；特殊活栓
S；CO_2 測定用ビュレット
S′；O_2+CO_2 測定用ビュレット
O；零目盛り
AA′；活栓（ビュレットと水銀溜を接続）
P；CO_2 吸収管（10％KOH溶液）
P′；O_2+CO_2 吸収管（飽和KOH溶液に10％の割合でピロガロールを溶解，外気と遮断するため流動パラフィンを1cm積層する。
DD′；吸収管側管
XX′；可動標示線（大気圧状態に吸収液面を合わせるのに用いる）
H；水銀溜（精製した水銀を入れる）
W；水槽（温度計，細ガラス管が入っている。細ガラス管は二連球と接続し，水槽撹拌を行う。）

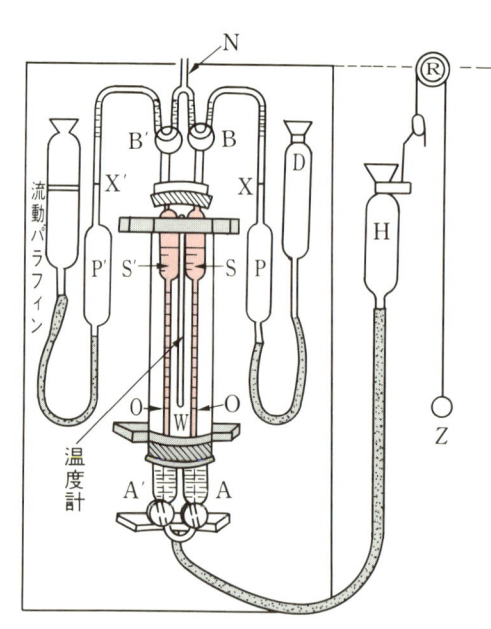

図4-3　労研式小型呼気ガス分析器

2. 労研式呼気ガス分析装置による呼気分析（ダグラスバッグ法）

準 備
① 各活栓はグリース（ワセリン）を塗る。
② ビュレット内を水蒸気で飽和した状態に保つため，1％硫酸で潤す。
③ 水銀の量を決める（Hを上げてNを満たす量）。
④ Hを吊る紐の長さを調節し，滑車（R）を通じてZに固定する。

操 作
① BB′を＜＞の位置とし，AA′を閉じ，Hに水銀を入れる。
② AA′を開き，Hを紐より外し，ゆっくり上方に上げて水銀をNまで満たす。次いでHを下げ，ビュレット内に大気を正確に5 ml採取し（0目盛りに合わせる）AA′を閉じる。
③ 水槽を撹拌する（水槽内の温度を均一にするため）。
④ BB′を∨∨の位置とし，XX′をそれぞれの吸収液面に合わせる。
⑤ BB′を＞＜の位置とし，AA′を開きビュレット内に水銀を入れ，検体ガスをPP′に送る。すなわちHを1分間に13〜15回の速度で上下させる。水銀の上下範囲は，ビュレットの膨隆部とする（水銀を上げた時BB′に接しないこと，下げた時ビュレットの細管部に至らないこと）。CO_2 側（S）は1分間，O_2+CO_2 側（S′）は2分間上下させる[*1]。
⑥ 水槽を撹拌する。
⑦ Hを紐から外し，Aを開き，Hを下げ吸収液面をXに一致させてAを閉じる。A′側も同様に行う。
⑧ ビュレットの目盛りを読む（水銀柱の凸面先端，小数第1位まで）。SはCO_2％，S′はO_2+CO_2％である。
⑨ さらに1分間ガス吸収を行い，⑧と同様目盛りを読む。目盛りの読みに変わりがなければ分析は終了である。Sが0.03％，S′が20.96％を示せばよい。
⑩ それぞれの分析したガスで，吸収液面を少し圧する（AA′を開きHを上げ，液面をXX′より下げる）。

[*1] 吸収液をビュレット内に吸い込んだり，水銀を吸収管内に入れたりしないように注意すること。

⑪ BB′を＜＞の位置とし，水銀をNまで上げAA′を閉じる（分析の終わった検体ガスは排出される）。

本操作（呼気分析）に移る。

（2）本操作（呼気分析）

操作　［呼気の分析器への導入方法］

① Nの上部に，三方活栓とL字管を接続する（図4-4）。
② L字管と小型採気管，硫酸びんを接続する（図4-4）。
③ Mを開き，5％硫酸を嘴管から外へ噴出させる（硫酸がL内の細管に入ればよい）。図4-2・4-4参照。
④ 三方活栓を⊥の位置にし，Lを回して（採気管に硫酸が入るようにする）Kを開き，採気管の約1/3まで硫酸を入れ（KからNまでの大気を上方に逃がすため），Kを閉じる。
⑤ 三方活栓を⊤の位置にし，KLMを開き水銀を下げると検体ガスはビュレットに入る。
⑥ 採気管の呼気を撹拌してビュレットに取り込み（2～3回水銀を上下させる），水銀面を0に合わせ，AA′を閉める。
⑦ 分析操作に移る。

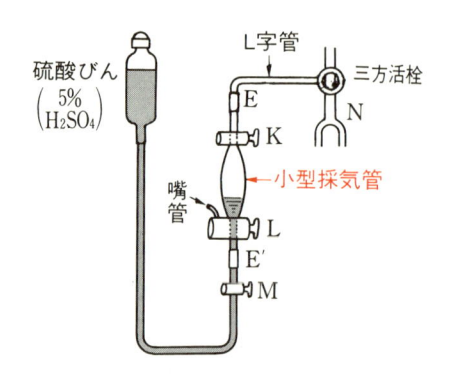

図4-4　検体の導入

［採気管の後始末］

① Mを閉め，三方活栓は⊤のままL字管をEより外す。
② 採気管内の硫酸を，硫酸びんにもどす（採気管を硫酸びんより高い位置に保持し，KMを開ける）。
③ Mを閉めて，採気管をE′からはずす。

［分析操作］

　すでにビュレット内に呼気5 ml が入っているので（前項⑥），予備操作の分析操作③から行う。

呼気分析の結果（予備操作⑨の値）は，S（CO_2）は2.5〜4.0％，S'（O_2+CO_2）は20.5〜21.0％の間であることが望ましい。

［注意事項］
① Hを宙で支えることは逆流の原因となる。必ず，Hを握った手の一部が分析器格納箱の扉部分に触れているように動かすこと。
② BB'が＞＜の位置でHを動かす時は，Hの水銀面とビュレット内の水銀面の高さに十分注意する。すなわち，Hの水銀面はビュレットの水銀面より必ず高位にすること。またHを下げる時は，Hとビュレットの水銀面を同じ高さにしてから移動すること。
③ ガス吸収に4分以上かかる時は，吸収液を新しいものに取り替える。
④ 採気管の検体はできるだけ早く分析する（遅くとも当日中に分析する）。
⑤ 分析する部屋は直射日光，激しい温度変化を避けるように注意する。
⑥ 分析終了後，水銀は分析器から除去する。
⑦ 誤って，ガス吸収液をビュレットに入れてしまった時（逆流）は，水銀を除き水で洗浄後，1％硫酸をビュレットに入れ潤した後，水銀を入れ操作を開始する。
⑧ ビュレット内が汚れた時は，洗剤で洗浄するか，濃硝酸を入れ一晩放置した後洗浄する。

3. 基礎代謝の測定

　基礎代謝の測定法（間接法）には，ダグラスバッグ法，Knipping法，Benedict-Roth法，無水式基礎代謝計による方法などがある。これらの方法は，酸素摂取量と二酸化炭素排出量を測定し，その比から呼吸商を求め，これに対する熱相当量を求めて，酸素摂取量に掛けて代謝量（kcal）を算出するものである。
　ここでは，ダグラスバッグに採気し，労研式小型呼気ガス分析器で分析する方法を述べる。

第4章 エネルギー代謝に関する実験

目 的 各自の基礎代謝量を測定し，基礎代謝基準値と比較する。

器 具 前項呼気分析と同じ

準 備 ① 被験者は測定の前日，心身ともに疲労するような行動をしない。また夕食は7時頃までに普通の食事量をとり，その後は何も飲食せず10時頃には就寝する。

② 測定当日は起床後用便などを済ませ，安静を保つ。

通学学生が登校後測定する場合も，朝食はとらない。実験（測定）前の最後の食事は少なくとも測定12時間前でなければならない。

③ 被験者は測定の30分前には測定室に入り，着衣を緩やかにして30分以上安静仰臥する。

④ 測定室の室温・湿度（20～23℃，50～60%）や騒音，照明にも注意

表 4-1 STPD 係数

気 圧 (mmHg)	測 定 時 温 度（℃）									
	10	11	12	13	14	15	16	17	18	19
695	0.870	0.867	0.863	0.859	0.855	0.851	0.847	0.843	0.839	0.835
700	0.877	0.873	0.869	0.865	0.861	0.857	0.853	0.849	0.845	0.841
705	0.883	0.879	0.875	0.871	0.867	0.863	0.859	0.855	0.851	0.847
710	0.890	0.886	0.882	0.878	0.874	0.870	0.866	0.861	0.857	0.853
735	0.921	0.917	0.913	0.909	0.905	0.901	0.897	0.892	0.888	0.884
740	0.928	0.924	0.919	0.915	0.911	0.907	0.903	0.899	0.894	0.890
745	0.934	0.930	0.926	0.922	0.917	0.913	0.909	0.905	0.901	0.896
750	0.940	0.936	0.932	0.928	0.924	0.919	0.915	0.911	0.907	0.902
751	0.942	0.937	0.933	0.929	0.925	0.921	0.917	0.912	0.908	0.904
752	0.943	0.939	0.935	0.930	0.926	0.922	0.918	0.913	0.909	0.905
753	0.944	0.940	0.936	0.932	0.927	0.923	0.919	0.915	0.910	0.906
754	0.945	0.941	0.937	0.933	0.929	0.924	0.920	0.916	0.912	0.907
755	0.947	0.942	0.938	0.934	0.930	0.926	0.921	0.917	0.913	0.909
756	0.948	0.944	0.940	0.935	0.931	0.927	0.923	0.918	0.914	0.910
757	0.949	0.945	0.941	0.937	0.932	0.928	0.924	0.920	0.915	0.911
758	0.950	0.946	0.942	0.938	0.934	0.929	0.925	0.921	0.917	0.912
759	0.952	0.948	0.943	0.939	0.935	0.931	0.926	0.922	0.918	0.013
760	0.953	0.949	0.945	0.940	0.936	0.932	0.928	0.923	0.919	0.915
765	0.959	0.955	0.951	0.947	0.942	0.938	0.934	0.930	0.925	0.921
770	0.966	0.961	0.957	0.953	0.949	0.944	0.940	0.936	0.931	0.927

3. 基礎代謝の測定

し，被験者に不安・不快感を起こさせない。
⑤ 月経時は避ける。
⑥ 被験者にあらかじめ説明を行い，不安感をもたせないようにする。

測定
① 快適な室内に仰臥し，体温・心拍数に異常のないことを確認した上で，心身の安静を保ち 5～10 分の呼気を採取する。
② 労研式小型呼気ガス分析器で分析し，O_2 消費量・CO_2 発生量を求め，RQ 実測値から基礎代謝量を算出し，さらに基礎代謝率を求める。

計算
① 気圧と呼気温度から，STPD 係数を求める（表 4-1）。
② 呼気量と O_2・CO_2 分析値から，分時 O_2 摂取量 V_{O_2} と CO_2 発生量 V_{CO_2} を求め，次いで呼吸商 RQ（CO_2/O_2）を求める。
③ O_2 1l の消費によって発生する熱量 K(kcal)を求める（表 4-2）。
④ 1 時間当りの産熱量を計算する。$K \times V_{O_2} \times 60$ (kcal／時)
⑤ 同性，同年齢の標準値と比較し（表 4-3），基礎代謝率（BMR）を

（表 4-1 続き）

気　圧 (mmHg)	測　定　時　温　度（℃）									
	20	21	22	23	24	25	26	27	28	29
695	0.831	0.826	0.822	0.818	0.814	0.809	0.805	0.800	0.796	0.791
700	0.837	0.832	0.828	0.824	0.820	0.815	0.811	0.806	0.802	0.797
705	0.843	0.839	0.834	0.830	0.826	0.821	0.817	0.812	0.808	0.803
710	0.849	0.845	0.840	0.836	0.832	0.827	0.823	0.818	0.813	0.809
735	0.880	0.875	0.871	0.866	0.862	0.857	0.853	0.848	0.843	0.839
740	0.886	0.881	0.877	0.872	0.868	0.863	0.859	0.854	0.849	0.844
745	0.892	0.887	0.883	0.879	0.874	0.869	0.865	0.860	0.855	0.850
750	0.898	0.894	0.889	0.885	0.880	0.875	0.871	0.866	0.861	0.856
751	0.899	0.895	0.890	0.886	0.881	0.877	0.872	0.867	0.862	0.858
752	0.900	0.896	0.892	0.887	0.882	0.878	0.873	0.868	0.864	0.859
753	0.902	0.897	0.893	0.888	0.884	0.879	0.874	0.870	0.865	0.860
754	0.903	0.898	0.894	0.889	0.885	0.880	0.876	0.871	0.866	0.861
755	0.904	0.900	0.895	0.891	0.886	0.881	0.877	0.872	0.867	0.862
756	0.905	0.901	0.896	0.892	0.887	0.883	0.878	0.873	0.868	0.863
757	0.907	0.902	0.898	0.893	0.888	0.884	0.879	0.874	0.870	0.865
758	0.908	0.903	0.899	0.894	0.890	0.885	0.880	0.876	0.871	0.886
759	0.909	0.905	0.900	0.896	0.891	0.886	0.882	0.877	0.872	0.867
760	0.910	0.906	0.901	0.897	0.892	0.887	0.883	0.878	0.873	0.868
765	0.916	0.912	0.907	0.903	0.898	0.893	0.889	0.884	0.879	0.874
770	0.923	0.918	0.913	0.909	0.904	0.900	0.895	0.890	0.885	0.880

（日本生理学会編：生理学実習書，南江堂，1986）

求める。

$$BMR = \frac{(実測値) - (標準値)}{(標準値)} \times 100 = \pm \%$$

[計算例]　21歳女子，身長158 cm，体重51 kg

O_2消費量 180 ml/分（STPD），CO_2発生量 148 ml/分，RQ＝0.82

表 4-2　熱量表

非タンパク呼吸比	熱量		熱量源百分比	
	O_2消費量 kcal/l	CO_2発生量 kcal/l	糖質 %	脂質 %
0.70	4.686	6.694	0.0	100.0
0.71	4.690	6.606	1.4	98.6
0.72	4.702	6.531	4.8	95.2
0.73	4.714	6.458	8.2	91.8
0.74	4.727	6.388	11.6	88.4
0.75	4.739	6.319	15.0	85.0
0.76	4.752	6.253	18.4	81.6
0.77	4.764	6.187	21.8	78.2
0.78	4.776	6.123	25.2	74.8
0.79	4.789	6.062	28.6	71.4
0.80	4.801	6.001	32.0	68.0
0.81	4.813	5.942	35.4	64.6
0.82	4.825	5.884	38.8	61.2
0.83	4.838	5.829	42.2	57.8
0.84	4.850	5.774	45.6	54.4
0.85	4.863	5.721	49.0	51.0
0.86	4.875	5.669	52.4	47.6
0.87	4.887	5.617	55.8	44.2
0.88	4.900	5.568	59.2	40.8
0.89	4.912	5.519	62.6	37.4
0.90	4.924	5.471	66.0	34.0
0.91	4.936	5.424	69.4	30.6
0.92	4.948	5.378	72.8	27.2
0.93	4.960	5.333	76.2	23.8
0.94	4.973	5.290	79.6	20.4
0.95	4.985	5.247	83.0	17.0
0.96	4.997	5.205	86.4	13.6
0.97	5.010	5.165	89.8	10.2
0.98	5.022	5.124	93.2	6.8
0.99	5.034	5.085	96.6	3.4
1.00	5.047	5.047	100.0	0.0

〈備考〉　① O_2消費量からの計測は Zuntz and Schrumberg による．
　　　　② CO_2発生量からの計測は Benedict and Talbot による．

表 4-3　性・年齢階層別基礎代謝基準値と基礎代謝量

年齢 (歳)	男 参照体位 身長(cm)	男 参照体位 体重(kg)	男 基礎代謝基準値 (kcal/kg/日)	男 基礎代謝量 (kcal/日)	女 参照体位 身長(cm)	女 参照体位 体重(kg)	女 基礎代謝基準値 (kcal/kg/日)	女 基礎代謝量 (kcal/日)
1〜2	85.8	11.5	61.0	700	84.6	11.0	59.7	660
3〜5	103.6	16.5	54.8	900	103.2	16.1	52.2	840
6〜7	119.5	22.2	44.3	980	118.3	21.9	41.9	920
8〜9	130.4	28.0	40.8	1140	130.4	27.4	38.3	1050
10〜11	142.0	35.6	37.4	1330	144.0	36.3	34.8	1260
12〜14	160.5	49.0	31.0	1520	155.1	47.5	29.6	1410
15〜17	170.1	59.7	27.0	1610	157.7	51.9	25.3	1310
18〜29	170.3	63.2	24.0	1520	158.0	50.0	22.1	1110
30〜49	170.7	68.5	22.3	1530	158.0	53.1	21.7	1150
50〜69	166.6	65.3	21.5	1400	153.5	53.0	20.7	1100
70以上	160.8	60.0	21.5	1290	148.0	49.5	20.7	1020

（日本人の食事摂取基準（2015年版）を一部改変）

$$基礎代謝量 = 4.825 \,(kcal/l) \times 180 \times 1440/51 \,(kg)$$
$$= 24.5 \,kcal/kg/日$$
$$BMR = (24.5 - 23.6)/23.6 \times 100 = +3.8\%$$

BMRの判定　通常±10%を生理的動揺範囲としているが，±15%とするのがよいという説もある。

〈生理的変化〉　基礎代謝率は早朝空腹時，安静恒常状態で測定するものであるから，食事・タバコ・薬剤の服用を禁ずる。年齢，性別，体格，体温，睡眠，季節，月経時，妊娠などによって影響を受ける。

〈疾患などによる影響〉　甲状腺，下垂体，副腎皮質機能との関係が深い。また，栄養不足や飢餓状態では基礎代謝量は低下する。

4. 安静代謝の測定

目的　各自の安静代謝量を測定し，基礎代謝量の1.2倍値と比較する。

器具 前項呼気分析と同じ

準備
① 被験者は心身の安静を保つ。
② 測定は食後 2〜3 時間経過してから行う。また当日，測定前の運動は禁止する。

実施
① 被験者は椅子に座り，着衣を緩やかにする。
② 被験者に呼気マスクを装着し，呼気漏れのないことを確認する。また，呼気マスクをマスク止めで固定する。
③ 被験者が普通に呼吸を行い，呼気マスクに慣れたら，検者はダグラスバッグ側にコックを切り替える。
④ 5 分経過後，ダグラスバッグのコックを閉じ，呼気採集を止める。
⑤ ダグラスバッグ中の呼気を撹拌する。
⑥ 呼気を小型採気管に導入する。ダグラスバッグを完全に絞って終了する。
⑦ ガスメーターの目盛り（採気管に導入前も），ガスメーター温度，気圧を記録する。
⑧ 呼気の O_2 および CO_2 濃度を分析する。
⑨ 計算をする（表 4-4 参照）。

5. 作業（運動）代謝の測定

　作業代謝を正確に測定するには作業中の全呼気を採取しなければならない。しかし，一つの作業の全過程を測定するにはかなりの時間を要するので，通常は作業中の定常状態における呼気を採取する。

　定常状態とは，作業を始めてしばらくすると体内のエネルギー消費が一定して作業に適した状態になる。この時の O_2 消費量と CO_2 発生量（産出量）はほぼ一定している。そこでこの時の呼気を採取すれば，その作業（労作，運動）における作業代謝量が測定できる（図 4-5）。

　作業代謝を基礎代謝で除した値をエネルギー代謝率（Relative Metabolic

5. 作業（運動）代謝の測定

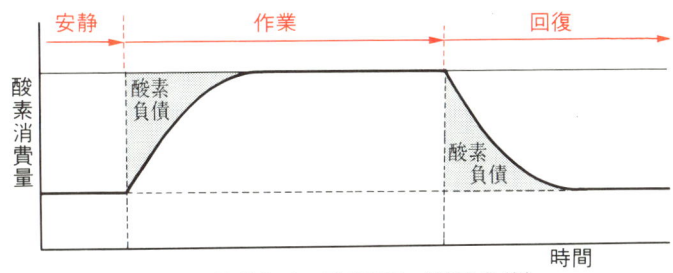

図4-5 筋労作時の酸素摂取（酸素負債）

Rate, RMR）といい，作業の強度を示す指数としている。

$$エネルギー代謝率 = \frac{（作業代謝）-（安静代謝）}{（基礎代謝）}$$

また，昭和50年改定のエネルギー所要量では，RMRの代わりに活動代謝（Energy activity, Ea）を用いるようになった。活動代謝は，活動（労作，運動）に伴う代謝量を，体重1kg1分間当りのエネルギー量（kcal／体重1kg／分）で表したものである。

RMRからEaに換算するには次式によって計算するか，換算表（表4-10）で求め，年齢係数を乗じる（表4-8）。

男子（20～29歳）　　$Ea = 0.0177 \times RMR + 0.0198$
女子（20～29歳）　　$Ea = 0.0163 \times RMR + 0.0187$

目的　作業時の呼気を分析し，RMR, Ea, エネルギー消費量を算出する。さらに，作業どうしの比較や被験者間の比較を行う。

器具　前項呼気分析に同じ。

方法　① 定常状態が成立する場合　　同じ動作の作業が30分も続けられるような時（RMRおよそ4.0以下）には，2～3分作業をしてから活栓を開いて呼気をダグラスバッグに採取する。採気時間は5～10分，作業内容・作業速度・採気時間を詳細に記録する。

② 定常状態が成立しない場合　　RMRが4以上の作業の場合は長く続けることができないので，作業開始と同時にダグラスバッグに採気

62 第4章 エネルギー代謝に関する実験

```
大気分析を行う
  ↓
作業（運動）を負荷する
      ダグラスバッグに呼気
  ↓   を採取
ガスメーターで呼気量を測定
  ↓   小型採気管に採気
労研式小型呼気ガス分析器
      呼気中の O₂ および
  ↓   CO₂ を分析する
計算（RMR, Ea, エネルギー
      消費量）
```

し，作業終了後の回復過程の呼気をも採取する（普通5～20分）。回復過程の完了は，作業によって増加した脈拍数が減少し，安静時の値にもどった時で判定する。作業時と回復過程の呼気は別のバッグに採気し，それぞれの採気時間を正確に記録する。

実 施
① 作業（運動）を負荷し，呼気をダグラスバッグに採取する。
② 呼気量をガスメーターで測定する。
③ 呼気中の O_2 および CO_2 濃度を呼気ガス分析器で分析する。
④ RMR，Ea，エネルギー消費量を計算する。

計 算 測定によって得た数値を，計算例（表4-4）を参考にして計算する。
① 体表面積；身長，体重から，図7-3（p. 107）を用いて求める。
② 基礎代謝量；体表面積から，表4-5により毎分の O_2 摂取量（ml）を求める。
③ 安静代謝量；実測しない場合は，基礎代謝量の1.2倍とする。
④ 補正気圧；気圧を0℃に補正する。表4-6により補正値を求め，気圧計の値より減ずる。
⑤ 換算係数；④の気圧とガスメーター温度より，呼気量を標準状態に換算するため，表4-9より換算係数を見い出す。
　　標準状態換算係数は次式で求めるが，F を計算したものが表4-9である。

$$F = \frac{273}{273 + \left(\begin{array}{c}\text{ガス測定時}\\\text{の温度℃}\end{array}\right)} \times \frac{\left(\begin{array}{c}\text{その時の}\\\text{大気圧}\end{array}\right) - \left(\begin{array}{c}t\text{℃の飽和}\\\text{水蒸気張力}\end{array}\right)}{760}$$

呼気は，体温37℃で水蒸気飽和されるので，それより低い温度では

当然水蒸気は飽和である（一部は結露）。したがって，この水蒸気張力が標準状態換算の場合除去されなければならない。

⑥ 呼吸量；ガスメーターから読みとった呼気の量を，標準状態に換算する。　　ガスメーター呼気量×換算係数
⑦ 呼気分析から得られた値。
⑧ O_2換算％；吸気（大気）は一般に，CO_2 0.03％，O_2 20.93％，N_2 79.04％である。吸気の量を測ることは容易でないので，呼気の量を測って算出するが，吸気と呼気が同容積であることは少ない。窒素は体内で吸収されないので，吸気も呼気も一定であるべきであるが実際は一致しない。これは窒素が79.04％より大の場合には，消費された酸素量よりも，呼出された二酸化炭素が少ないためである。したがって，窒素 79.04％を基準として，呼気 100 ml に対し実際に吸入した酸素は次式のようになる。

$$20.93（大気中のO_2％）\times \frac{呼気中のN_2％}{79.04（大気中のN_2％）}$$

ただしこの酸素換算は，表 4-8 に示してある。
⑨ O_2 消費％；O_2 換算％−呼気 O_2 ％
⑩ 全 O_2 消費量；呼気量×$\frac{O_2 消費量％}{100}$
⑪ 全 CO_2 発生量；呼気量×$\frac{(呼気 CO_2％－0.03％)}{100}$
⑫ 呼吸交換比；$\frac{CO_2 発生量}{O_2 消費量}$　　従来呼吸商とよばれていたが，組織における呼吸商とは必ずしも一致しない場合があるので，呼吸交換比（R）が正確である。
⑬ RMR；$\frac{(労作時の代謝量)－(同一時間の安静代謝量)}{基礎代謝量}$
⑭ 活動代謝；RMRよりEaに換算する（表 4-10，表 4-8）。
⑮ エネルギー消費量；⑭に体重（kg）を乗ずれば，1分間当りの作業における消費エネルギー量が求められる。

第4章 エネルギー代謝に関する実験

表4-4 計 算 例

	項目	単位	値
	実 験 日	（天候）	○年 ○月 ○日 （○）
	被験者名	（性別 年齢）	○ ○ ○ 子 （女, 20歳）
	身　　長	(cm)	156.0
	体　　重	(kg)	52.0
①	体 表 面 積	(m²)	1.46
②	基 礎 代 謝 量	(ml)	166
③	安 静 代 謝 量	(ml)	199.2
	作 業 内 容		ステップテスト 高さ30 cmの台を速度30回／分でメトロノームに合わせて昇降運動をする。
	作 業 時 間	（分）	8
	気　　圧*	(mmHg)	754.8
	気　　温	(℃)	19.0
	気　　湿	(%)	53.0
	ガスメーター温度	(℃)	19.0
④	補 正 気 圧	(mmHg)	752.5
⑤	換 算 係 数		0.905
	ガスメーター読み②	(l)	5287.6
	〃　　　　 ①	(l)	5117.2
	②－①	(l)	170.4
⑥	呼 吸 量	(l)	154.2
	1分間呼吸量	(l)	19.3
⑦	呼気 O_2+CO_2	(%)	20.7
	CO_2	(%)	2.5
	O_2	(%)	18.2
⑧	O_2 換　算	(%)	21.0
⑨	O_2 消　費	(%)	2.8
⑩	全 O_2 消費量	(ml)	4317.6
⑪	全 CO_2 発生量	(ml)	3808.7
	1分間 O_2 消費量	(ml)	539.7
	CO_2 発生量	(ml)	476.1
⑫	ガス交換比		0.88
⑬	RMR		2.1
⑭	活動代謝	(kcal/kg/分)	0.0529
⑮	エネルギー消費量	(kcal/分)	2.8

※ hPa から mmHg への換算は0.75を乗ずる。
　（例：1013hPa×0.75≒759.8mmHg）

5. 作業（運動）代謝の測定

表 4-5 基礎代謝表（20〜39歳）（O_2値で示す）

体表 (m^2)	男									1/100
	0	1	2	3	4	5	6	7	8	9
1.0	125	126	128	129	130	131	133	134	135	136
1.1	138	139	140	141	143	144	145	146	148	149
1.2	150	151	153	154	155	156	158	159	160	161
1.3	163	164	165	166	168	169	170	171	173	174
1.4	175	176	178	179	180	181	183	184	185	186
1.5	188	189	190	191	193	194	195	196	198	199
1.6	200	201	203	204	205	206	208	209	210	211
1.7	213	214	215	216	218	219	220	221	223	224
1.8	225	226	228	229	230	231	233	234	235	236
1.9	238	239	240	241	243	244	245	246	248	249
2.0	250	251	253	254	255	256	258	259	260	261
2.1	263	264	265	266	268	269	270	271	273	274

体表 (m^2)	女									1/100
	0	1	2	3	4	5	6	7	8	9
1.0	114	115	116	117	119	120	121	122	123	124
1.1	125	127	128	129	130	131	132	133	135	136
1.2	137	138	139	140	141	143	144	145	146	147
1.3	148	149	150	152	153	154	155	156	157	158
1.4	160	161	162	163	164	165	166	168	169	170
1.5	171	172	173	174	176	177	178	179	180	181
1.6	182	184	185	186	187	188	189	190	192	193
1.7	194	195	196	197	198	200	201	202	203	204
1.8	205	206	207	209	210	211	212	213	214	215
1.9	217	218	219	220	221	222	223	225	226	272
2.0										
2.1										

ただし RQ＝0.90，男37.0 cal/m^2/時，女33.8 cal/m^2/時

表 4-6 気圧計補正表

	気圧計の読み		
	750	760	770
1	0.1	0.1	0.1
2	0.2	0.3	0.3
3	0.4	0.4	0.4
4	0.5	0.5	0.5
5	0.6	0.6	0.6
6	0.7	0.7	0.8
7	0.9	0.9	0.9
8	1.0	1.0	1.0
9	1.1	1.1	1.1
10	1.2	1.2	1.2
11	1.3	1.4	1.4
12	1.5	1.5	1.5
13	1.6	1.6	1.6
14	1.7	1.7	1.8
15	1.8	1.9	1.9
16	1.9	2.0	2.0
17	2.1	2.1	2.1
18	2.2	2.2	2.3
19	2.3	2.3	2.4
20	2.4	2.5	2.5
21	2.6	2.6	2.6
22	2.7	2.7	2.7
23	2.8	2.8	2.8
24	2.9	3.0	3.0
25	3.0	3.1	3.1
26	3.2	3.2	3.2
27	3.3	3.3	3.3
28	3.4	3.5	3.5
29	3.5	3.6	3.6
30	3.7	3.7	3.7
31	3.8	3.8	3.8
32	3.9	4.0	4.0
33	4.0	4.1	4.1

表 4-7 酸素換算表

O_2+CO_2(%)	O_2換算(%)
19.9	21.2
20.0	21.2
20.1	21.1
20.2	21.1
20.3	21.1
20.4	21.0
20.5	21.0
20.6	21.0
20.7	21.0
20.8	20.9
20.9	20.9
21.0	20.9
21.1	20.9
21.2	20.8
21.3	20.8
21.4	20.8
21.5	20.8
21.6	20.7
21.7	20.7
21.8	20.7
21.9	20.6
22.0	20.6

表 4-8 活動代謝（Ea）の年齢別，性別係数

年　齢（歳）	男	女
16〜	1.12	1.02
17〜	1.09	1.00
18〜	1.07	0.99
19〜	1.05	0.98
20〜	1.00	0.96
30〜	0.95	0.91
40〜	0.93	0.87
50〜	0.93	0.86
60〜	0.91	0.86
70〜	0.89	0.87

注）20〜29（歳）の男子基礎代謝基準値を基準として算出，（1979年改定日本人の栄養所要量より引用）

表 4-9 標準状態換算係数表

気 圧 (mmHg)

温度 (℃)	750	751	752	753	754	755	756	757	758	759	760	761	762	763	764	765	766	767	768	769	770
0	981	982	984	985	986	988	989	990	991	993	994	995	997	998	999	1001	1002	1003	1004	1006	1007
1	977	978	980	981	982	984	985	986	987	989	990	991	993	994	995	997	998	999	1000	1002	1003
2	973	974	976	977	978	980	981	982	983	985	986	987	989	990	991	993	994	995	996	998	999
3	969	970	972	973	974	976	977	978	979	981	982	983	985	986	987	989	990	991	992	994	995
4	965	966	968	969	970	972	973	974	975	977	978	979	981	982	983	985	986	987	988	990	991
5	961	962	964	965	966	968	969	970	971	973	974	975	977	978	979	981	982	983	984	986	987
6	957	958	960	961	962	964	965	966	967	969	970	971	973	974	975	977	978	979	980	982	983
7	953	954	956	957	958	960	961	962	963	965	966	967	969	970	971	973	974	975	976	978	979
8	949	950	952	953	954	956	957	958	959	961	962	963	965	966	967	969	970	971	972	974	975
9	945	946	948	949	950	952	953	954	955	957	958	959	961	962	963	965	966	967	968	970	971
10	941	942	944	945	946	948	949	950	951	953	954	955	957	958	959	961	962	963	964	966	967
11	937	938	940	941	942	944	945	946	947	949	950	951	952	954	955	956	957	958	960	961	962
12	933	934	936	937	938	940	941	942	943	945	946	947	948	950	951	952	953	954	956	957	958
13	929	930	931	933	934	935	936	937	939	940	941	942	943	945	946	947	948	949	951	952	953
14	925	926	927	929	930	931	932	933	935	936	937	938	939	941	942	943	944	945	947	948	949
15	920	921	922	924	925	926	927	928	930	931	932	933	934	936	937	938	939	940	942	943	944
16	916	917	918	920	921	922	923	924	926	927	928	929	930	932	933	934	935	936	938	939	940
17	911	912	913	915	916	917	918	919	921	922	923	924	925	927	928	929	930	931	933	934	935
18	907	908	909	911	912	913	914	915	917	918	919	920	921	922	924	925	926	927	929	930	931
19	902	903	904	906	907	908	909	910	912	913	914	915	916	918	919	920	921	922	924	925	926
20	898	899	900	902	903	904	905	906	908	909	910	911	912	914	915	916	917	918	920	921	922
21	893	894	895	897	898	899	900	901	903	904	905	906	907	909	910	911	912	913	915	916	917
22	889	890	891	893	894	895	896	897	899	900	901	902	903	905	906	907	908	909	911	912	913
23	884	885	886	888	889	890	891	892	894	895	896	897	898	900	901	902	903	904	906	907	908
24	880	881	882	884	885	886	887	888	890	891	892	893	894	896	897	898	899	900	902	903	904
25	875	876	877	879	880	881	882	883	885	886	887	888	889	891	892	893	894	895	897	898	900
26	871	872	873	875	876	877	878	879	881	882	883	884	885	887	888	889	890	891	893	894	895
27	866	867	868	870	871	872	873	874	876	877	878	879	880	882	883	884	885	886	888	889	890
28	861	862	863	865	866	867	868	869	871	872	873	874	875	877	878	879	880	881	883	884	885
29	856	857	858	860	861	862	863	864	866	867	868	869	870	872	873	874	875	876	878	879	880
30	851	852	853	855	856	857	858	859	861	862	863	864	865	867	868	869	870	871	873	874	876
31	846	847	848	851	852	853	854	859	856	857	858	859	860	862	863	864	865	866	868	869	870
32	841	842	843	845	846	847	848	849	851	852	853	854	855	857	858	859	860	861	863	864	865
33	836	837	838	840	841	842	843	844	846	847	848	849	850	852	853	854	855	856	858	859	860
34	831	832	833	835	836	837	838	839	841	842	843	844	845	847	848	849	850	851	853	854	855

(注) 910≒0.910 と読みとる。

表 4-10　RMR から活動代謝 Ea（kcal/kg/分）への換算表（20～29歳）

RMR	kcal/体重 1kg/分 男子	kcal/体重 1kg/分 女子	RMR	kcal/体重 1kg/分 男子	kcal/体重 1kg/分 女子	RMR	kcal/体重 1kg/分 男子	kcal/体重 1kg/分 女子
0.0	0.0198	0.0187	3.1	0.0747	0.0692	6.1	0.1278	0.1181
0.1	0.0216	0.0203	3.2	0.0764	0.0709	6.2	0.1295	0.1198
0.2	0.0234	0.0220	3.3	0.0782	0.0725	6.3	0.1313	0.1214
0.3	0.0251	0.0236	3.4	0.0800	0.0741	6.4	0.1331	0.1230
0.4	0.0269	0.0252	3.5	0.0818	0.0758	6.5	0.1349	0.1247
0.5	0.0287	0.0269	3.6	0.0835	0.0774	6.6	0.1366	0.1263
0.6	0.0304	0.0285	3.7	0.0853	0.0790	6.7	0.1384	0.1279
0.7	0.0322	0.0301	3.8	0.0871	0.0806	6.8	0.1402	0.1295
0.8	0.0340	0.0317	3.9	0.0888	0.0823	6.9	0.1419	0.1312
0.9	0.0357	0.0334	4.0	0.0906	0.0839	7.0	0.1437	0.1328
1.0	0.0375	0.0350	4.1	0.0924	0.0855	7.1	0.1455	0.1344
1.1	0.0393	0.0366	4.2	0.0941	0.0872	7.2	0.1472	0.1361
1.2	0.0410	0.0383	4.3	0.0959	0.0888	7.3	0.1490	0.1377
1.3	0.0428	0.0399	4.4	0.0977	0.0904	7.4	0.1508	0.1393
1.4	0.0446	0.0415	4.5	0.0995	0.0921	7.5	0.1526	0.1410
1.5	0.0464	0.0432	4.6	0.1012	0.0937	7.6	0.1543	0.1426
1.6	0.0481	0.0448	4.7	0.1030	0.0953	7.7	0.1561	0.1442
1.7	0.0499	0.0464	4.8	0.1048	0.0969	7.8	0.1579	0.1458
1.8	0.0517	0.0480	4.9	0.1065	0.0986	7.9	0.1596	0.1475
1.9	0.0534	0.0497	5.0	0.1083	0.1002	8.0	0.1614	0.1491
2.0	0.0552	0.0513	5.1	0.1101	0.1018	8.1	0.1632	0.1507
2.1	0.0570	0.0529	5.2	0.1118	0.1035	8.2	0.1649	0.1524
2.2	0.0587	0.0546	5.3	0.1136	0.1051	8.3	0.1667	0.1540
2.3	0.0605	0.0562	5.4	0.1154	0.1067	8.4	0.1685	0.1556
2.4	0.0623	0.0578	5.5	0.1172	0.1084	8.5	0.1703	0.1573
2.5	0.0641	0.0595	5.6	0.1189	0.1100	8.6	0.1720	0.1589
2.6	0.0658	0.0611	5.7	0.1207	0.1116	8.7	0.1738	0.1605
2.7	0.0676	0.0627	5.8	0.1225	0.1132	8.8	0.1756	0.1621
2.8	0.0694	0.0643	5.9	0.1242	0.1149	8.9	0.1773	0.1638
2.9	0.0711	0.0660	6.0	0.1260	0.1165	9.0	0.1791	0.1654
3.0	0.0729	0.0676						

（注）　性・年齢によって，表 4-8 の年齢係数を乗ずる．

5. 作業（運動）代謝の測定

表4-11 付加運動のエネルギー消費量（20～29歳男女の概算値）　　(kcal/時)

日常生活活動と運動の種類	男 体重60kg	男 体重70kg	女 体重50kg	女 体重60kg
ゆっくりした歩行（買物，散歩）	90	105	70	90
家庭菜園，草むしり	120	140	100	120
普通歩行（通勤，買物）	130	150	100	120
自転車（普通の速さ）	160	180	130	150
急ぎ足（通勤，買物）	210	250	170	210
階段昇降	280	320	220	270
ゲートボール	120	140	100	120
バレーボール（9人制）	130	150	100	120
日本舞踊（春雨）	130	150	100	120
ボウリング	150	180	120	150
ソフトボール	150	180	120	150
野球	160	190	130	160
キャッチボール	180	210	150	180
ゴルフ（平地）	180	210	150	180
ダンス　軽い	180	210	150	180
活動な	300	350	240	290
サイクリング（時速10km）	200	240	170	200
ラジオ・テレビ体操	210	250	170	210
日本民謡の踊り（秋田音頭など）	240	280	200	230
エアロビックダンス	240	280	200	230
ハイキング（平地）	180	210	150	180
ピンポン	300	350	240	290
ゴルフ（丘陵）	300	350	240	290
ボート，カヌー	300	350	240	290
テニス	360	420	290	350
雪上スキー（滑降）	360	420	290	350
（クロスカントリー）	540	630	440	530
水上スキー	360	420	290	350
バレーボール	360	420	290	350
バドミントン	360	420	290	350
ジョギング（120m/分）	360	420	290	350
登山	360	420	290	350
柔道，剣道	360	420	290	350
サッカー，ラグビー，バスケットボールなど	420	490	340	410
スケート（アイス，ローラー）	420	490	340	410
水泳　遠泳	480	560	390	470
横泳　軽く50mを	480	560	390	470
平泳　流す	600	700	490	590
クロール	1,200	1,400	980	1,170
縄とび（60～70回/分）	480	560	390	470
ジョギング（160m/分）	510	600	420	500
筋力トレーニング（平均）	580	670	470	560
日本民謡の踊り（阿波踊りなど）	720	840	590	700
ランニング（200m/分）	720	840	590	700

注）ここに示した付加運動によるエネルギー消費量は安静時代謝量を含まないため，運動による純粋なエネルギー消費量と考えてよい。

（第六次改定日本人の栄養所要量）

表 4-12 日常生活動作のエネルギー代謝率

作 業 名		姿勢	エネルギー代謝率	作 業 名	姿勢	エネルギー代謝率
1. 睡 眠			基礎代謝値	理髪	座	0.9
				用便	座	0.4
2. 休息平均			0.1			
安座		座	0.0	6. 入浴平均		0.7
手持ち		座	0.2	脱衣	立	0.4
談話, 用談		座	0.3	浴場内安静	座	0.4
安静		立	0.3	石けんで洗う	座	2.0
手持ち		立	0.4			
談話, 用談		立	0.4	7. 相似平均		2.0
ぶらぶら		立	0.8	ハタキかけ	立	1.1
				電気掃除機	立	1.8
3. 歩 行				庭はき竹箒	立	1.8
ぶらぶら歩き	40m/分	歩	1.3	ガラス拭き	立	1.2
散歩	60m/分	歩	1.8	雑巾かけ（軽く）	立	3.0
並歩	70m/分	歩	2.1	から拭き	立	1.2
速歩	100m/分	歩	4.5	モップ棒雑巾	立	2.5
急歩	120m/分	歩	7.0	風呂場掃除	立	3.0
駆足	150m/分	歩	8.0	トイレ掃除	立	3.0
ゆるい坂登り		歩	3.5	机の上の掃除, 整理	立	1.7
ゆるい坂下り		歩	2.4	布団あげ（押入れへ）	立	3.0
山道登り		歩	5.0	布団干し	立	3.0
山道下り		歩	3.0	器具の片付け	立	1.7
階段昇り	30段/分	歩	4.5	草むしり	座	2.0
階段下り		歩	3.5			
				8. 選択平均		2.0
4. 通 勤				手洗い	立	1.3
自転車舗装道路		座	2.9	電気洗濯機	立	0.7
自動車運転		座	0.3	干す	立	1.0
オートバイ運転		座	2.0	取り込み	立	2.1
乗物着座		座	0.2	たたむ	座	1.7
〃 立位混雑ナシ		立	1.0	アイロンかけ	座	1.1
〃 立位混雑スル		立	1.4			
				9. 裁縫平均		0.5
5. 身仕度平均			0.5	和裁	座	0.5
手洗い		立	0.4	ミシン	座	0.7
髪を梳る		立	0.6	編み物	座	0.4
結髪		立	0.8	裁断	座	0.3
更衣		立	0.5	機械編	座	1.3
洗面		立	0.4			
化粧		座	0.5	10. 炊事平均		1.5

5. 作業（運動）代謝の測定

作業名	姿勢	エネルギー代謝率	作業名	姿勢	エネルギー代謝率
歩行の少ない作業			子供の相手	立	1.5
（計量きざみ料理）	立	1.1	子供と遊ぶ	立	1.0
即席食事作り	立	1.2	看病	立	1.6
副食盛付	立	1.1	子供を抱いて歩く	歩	3.1
御飯移し	立	1.2	乳母車	歩	3.8
弁当の支度	立	1.0			
じゃがいも洗い	立	2.3	12. 教養平均		0.2
キャベツ洗い	立	1.2	講義を聞く	座	0.1
〃 切り	立	0.6	簿記	座	0.2
きゅうり薄切り	立	1.0	読書	座	0.1
大根洗い（タワシで）	立	2.9			
〃 輪切り	立	1.5	13. 趣味, 娯楽平均		0.2
〃 おろし	立	1.3	テレビをみる	座	0.1
魚の下ごしらえ	立	1.4	新聞を読む	座	0.1
〃 三枚おろし	立	1.4	生け花	座	0.5
〃 フライ	立	0.6	茶の湯	座	0.5
卵の泡立て	立	1.8	トランプ	座	0.5
おにぎり作り	立	1.8	麻雀, 囲碁	座	0.5
カレーライス作り	立	0.9	軽音楽	座	0.5
ごますり	立	1.2			
歩行の多い作業			14. 運動平均		3.0
（お茶接待, 食事盛り運び）	立	1.7	ラジオ体操	立	3.2
食事の準備または片付け	立	1.6	ダンス	立	3.0
食器運搬洗い	立	1.5	卓球	立	4.3
			キャッチボール	立	6.6
11. 育児平均		1.5			
子供を抱く	座	0.3	15. 食事		0.5
授乳	座	0.4	16. その他の家事		
子供の勉強指導	座	0.3	買い物	立	2.0
子供の守をしながらテレビ	座	0.2	日曜大工平均	立	2.0
〃 編み物	座	0.8	荷作り	立	3.0
子供の世話	立	1.5	戸締り	立	2.0
〃	立	1.2	くつみがき	座	1.1

6. 生活（作業）時間調査と身体活動レベルの算出

6.1 生活時間調査

起床から睡眠までの時間調査を経時的に行う（図4-6）。この場合，生活時間を自己記録する方法や栄養士が活動状況を観察して記録する方法等がある。

> **計算**　身体活動レベル＝$\Sigma Af \cdot T / 1{,}440$分
> Af：動作強度（Activity factor：基礎代謝量の倍数）（表4-14）
> T：各種生活動作の時間（分）

1日の各種生活活動の動作強度×時間を総合計し，24時間（1,440分）で割った値となる（表4-15）。

6.2 簡易時間調査

24時間の生活時間調査を行うことが困難な場合，簡易時間調査を行い1日の時間数を計算し，平均動作強度を掛けて，身体活動レベルを算定する（表4-13）。

表4-13　簡易時間調査

生活動作	時間（分）	動作強度（Af）	分×Af
1日合計して何時間眠っていたと思いますか	8×60＝480	1.0	480
1日合計して約何時間座っていたと思いますか	6×60＝360	1.5	540
1日合計して約何時間立っていたと思いますか	7×60＝420	1.5	630
1日合計して約何時間買い物や通勤などで歩いたと思いますか	2×60＝120	2.5	300
1日合計して約何時間買い物や通勤などで早足で歩いたと思いますか	0.5×60＝30	4.5	135
特に仕事，余暇時間中等で筋肉を動かした身体運動の時間は何時間だと思いますか	0.5×60＝30	7.5	225
合計	1,440		2,310

身体活動レベル＝2,310÷1,440＝1.60

（第六次改定日本人の栄養所要量―食事摂取基準の活用　2000を一部改変）

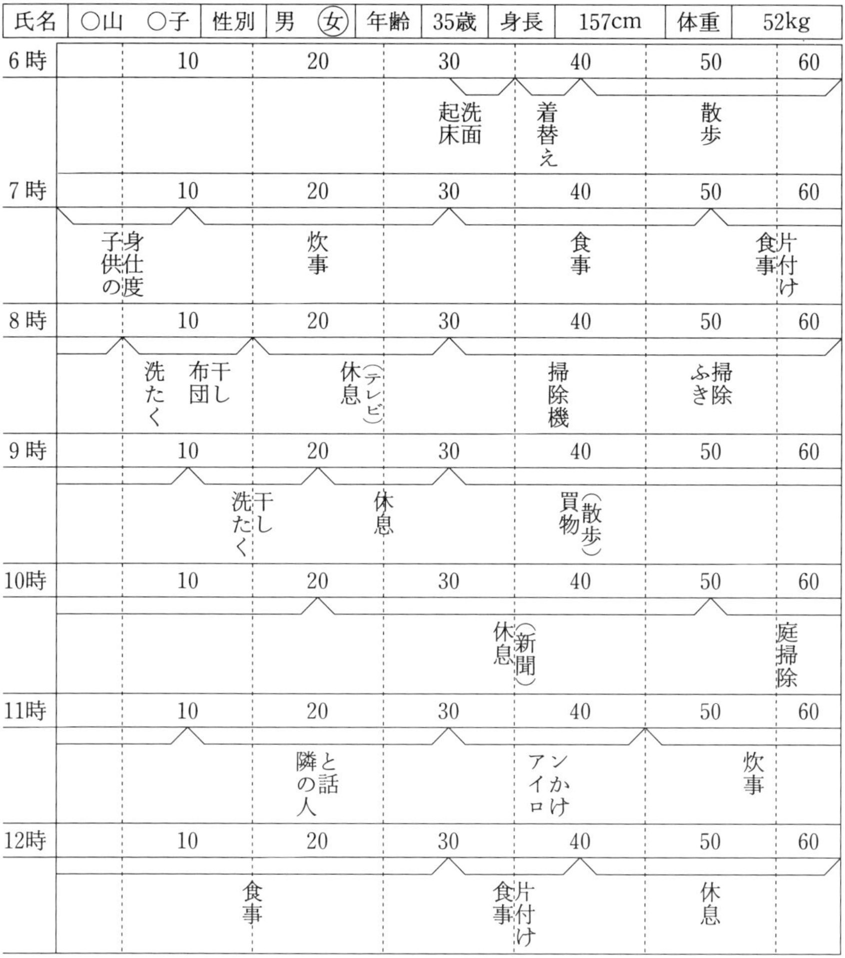

6. 生活（作業）時間調査と生活活動強度指数の算出　73

氏名	○山　○子	性別	男　⑨	年齢	35歳	身長	157cm	体重	52kg

6時		10		20		30		40		50		60
						起床	洗面	着替え		散歩		

7時		10		20		30		40		50		60
	子供の仕度	身仕度		炊事				食事			食事	片付け

8時		10		20		30		40		50		60
	洗たく		布団	干し		休息（テレビ）			掃除機		ふき掃除	

9時		10		20		30		40		50		60
			洗たく	干し		休息			買物（散歩）			

10時		10		20		30		40		50		60
						休息（新聞）					庭掃除	

11時		10		20		30		40		50		60
				隣の人との話			アイロンかけ			炊事		

12時		10		20		30		40		50		60
			食事				食事	片付け		休息		

図 4-6　時間記録表（例）

表 4-14 日常生活の動作強度の目安

生活動作	動作強度の範囲	日常生活活動の種類	動作強度 (Af)	生活動作	動作強度の範囲	日常生活活動の種類	動作強度 (Af)
安静	1.0	睡眠,横になる,ゆったり座る(本などを読む,書く,テレビなどを見る)	1.0			ゴルフ(平地)	4.0
						ダンス(軽い)	4.0
						サイクリング(時速10km)	4.4
						ラジオ・テレビ体操	4.5
						日本舞踊の踊り(秋田音頭など)	4.5
立つ	1.1～2.0未満	談話(立位)	1.3				
		料理,食事	1.4			エアロビクス	5.0
		身の回り(身支度,洗面,便所)	1.5			ハイキング(平地)	4.0
						(山地)	5.5
		縫製(縫い,ミシンかけ)	1.5	筋運動	6.0以上	ダンス(活発な)	6.0
		趣味,娯楽(生花,茶の湯,麻雀,楽器演奏など)	1.5			卓球	6.0
						ゴルフ(丘陵)	6.0
		車の運転	1.5			ボート,カヌー	6.0
		机上事務(記帳,算盤,ワープロ,OA機器などの使用)	1.6			階段をのぼる	7.5
						テニス	7.0
						雪上スキー(滑降)	7.0
						雪上クロスカントリー	10.0
歩く	2.0～3.0未満	電車やバス等の乗物の中で立つ	2.0			水上スキー	7.0
						バレーボール	7.0
		買物や散歩等でゆっくり歩く	2.2			バドミントン	7.0
						ジョギング(120m/分)	7.0
		洗濯(電気洗濯機)	2.2			登山(平均)	7.0
		掃除(電気掃除機)	2.7			のぼり	9.0
						くだり	6.0
速歩	3.0～6.0未満	家庭菜園,草むしり	3.0			サッカー,ラグビー,バスケットボールなど	8.0
		バレーボール(9人制)	3.0				
		ボウリング	3.0			スケート(アイス,ローラースケート)	8.0
		ソフトボール(平均)	3.5				
		投手	4.0			水泳(遠泳)	9.0
		野手	3.5			(軽い横泳ぎ)	9.0
		野球(平均)	3.5			(流す平泳ぎ)50m	11.0
		投手	5.0			(クロール)	21.0
		野手	3.5			縄跳び(60～70回/分)	9.0
		自転車(普通の速さ)	3.6			ジョギング(160m/分)	9.5
		階段をおりる	4.0			筋力トレーニング(平均)	10.6
		掃除,雑巾かけ	4.5			腹筋運動	8.6
		急ぎ足(通勤,買い物)	4.5			ダンベル運動	12.5
		布団あげおろし	4.5			バーベル運動	9.7
		おろし・とり込み	5.9			日本民謡踊り(阿波踊りなど)	13.0
		階段昇降	5.8				
		キャッチボール	40			ランニング(200/分)	13.0

注) 動作強度はそれぞれ平均的な動作における値である。
(第六次改定日本人の栄養所要量)

6. 生活（作業）時間調査と生活活動強度指数の算出

表 4-15 時間調査整理表

氏名	○山 ○子	性別	男 (女)	年齢	35歳	職業	主婦
身長	157cm	体重	52kg	調査年月日		平成○年×月×日	

	生活活動	時間(分)	動作強度(Af)	時間×Af
生理活動	睡　眠	480	1.0	480×1.0＝480
	食　事	100	1.4	100×1.4＝140
	身の回り（身支度，洗面，便所）	70	1.5	70×1.5＝105
	入　浴	30	1.5	30×1.5＝ 45
	小　計	680		770
家事	炊事（準備，片付け）	110	1.4	110×1.4＝154
	洗濯（電気洗濯機）	95	2.2	95×2.2＝209
	掃除（電気掃除機）	30	2.7	30×2.7＝ 81
	（雑巾かけ）	30	4.5	30×4.5＝135
	買物（普通歩行）	80	2.2	80×2.2＝176
	（自転車）			
	家庭菜園，草むしり			
	小　計	345		755
仕事	運動（普通歩行）			
	（電車，バス，自動車）			
	（自転車運転）			
	机上事務（機器，記帳）			
	（普通歩行）			
	（座位談話等）			
	小　計			
余暇	娯楽（座位談話，休息）	100	1.0	100×1.0＝100
	（テレビ，読書，手紙）	130	1.0	130×1.0＝130
	（立位談話）	60	1.3	60×1.3＝ 78
	（生花，演奏，麻雀）	80	1.5	80×1.5＝120
	スポーツ（ジョギング）			
	（普通散歩）	30	2.2	30×2.2＝ 66
	（急ぎ散歩）			
	（ラジオ体操）	15	4.5	15×4.5＝ 68
	（エアロビックダンス）			
	小　計	415		562
	1日合計	1,440		2,087

身体活動レベル＝2,087÷1,440＝1.45

（第六次改定日本人の栄養所要量―食事摂取基準の活用　2000を一部改変）

表 4-17 身体活動レベル別にみた活動内容と活動時間の代表例

身体活動レベル[1]	低い（Ⅰ） 1.50 （1.40〜1.60）	ふつう（Ⅱ） 1.75 （1.60〜1.90）	高い（Ⅲ） 2.00 （1.90〜2.20）
日常生活の内容[2]	生活の大部分が座位で，静的な活動が中心の場合	座位中心の仕事だが，職場内での移動や立位での作業・接客等，あるいは通勤・買い物・家事，軽いスポーツ等のいずれかを含む場合	移動や立位の多い仕事への従事者，あるいは，スポーツ等余暇における活発な運動習慣をもっている場合
中程度の強度（3.0〜5.9メッツ）の身体活動の1日当たりの合計時間（時間/日）[3]	1.65	2.06	2.53
仕事での1日当たりの合計歩行時間（時間/日）[3]	0.25	0.54	1.00

1 代表値。（ ）内はおよその範囲。
2 Black, *et al.*, Ishikawa-Takata, *et al.* を参考に，身体活動レベル（PAL）に及ぼす職業の影響が大きいことを考慮して作成。
3 Ishikawa-Takata, *et al.* による。
（日本人の食事摂取基準（2015年版））

●参考文献
- 川村一男編著：解剖生理学実験，建帛社，1996
- 川村一男編著：生理学通論，建帛社，1995
- 健康・栄養情報研究会編集：第六次改定日本人の栄養所要量 食事摂取基準，第一出版，1999
- 健康・栄養情報研究会編集：第六次改定日本人の栄養所要量 食事摂取基準の活用，第一出版，2000
- 小林修平編著：運動生理学，光生館，2000
- 厚生労働省策定：日本人の食事摂取基準（2005年版），第一出版，2005

第5章
消化に関する実験

　消化器系は，口腔から始まって肛門にいたる消化管，および唾液腺，肝臓，膵臓，胆のうなどの付属腺から成る。消化とは，摂取した食物のなかに含まれている種々の栄養素を，体内に吸収できる物質までに分解して，不要のものを肛門から体外に排出することをいう。消化作用には食物を細砕し（物理的消化），これに消化液をまぜ，次第に下方の消化管に移動させること，および消化液のなかの酵素の作用で食物を化学分解すること（化学的消化），の2つがある。
　本章では，口腔内消化に注目して，唾液に関する実験を行う。

1. 口腔内消化

　飲食物のすべては口から入るので，消化の第一歩は口腔に始まる。口腔内では，唾液分泌，咀嚼，嚥下による物理的消化と，唾液内酵素による化学的消化とがある。

（1）咀　　嚼

　上顎に対して下顎を上下左右に動かし，上下の歯によって食物を細かく砕くとともに唾液をまぜる運動を咀嚼という。
舌，唇，頬の運動も咀嚼運動に加わる。

（2）唾　　液

　唾液は，その大部分は三対の大唾液腺（耳下腺，顎下腺，舌下腺）から分泌される（図5-1）が，そのほか，わずかではあるが口腔粘膜のなかにある小唾液腺からも分泌される。
　耳下腺は最大の唾液腺であり，漿液性 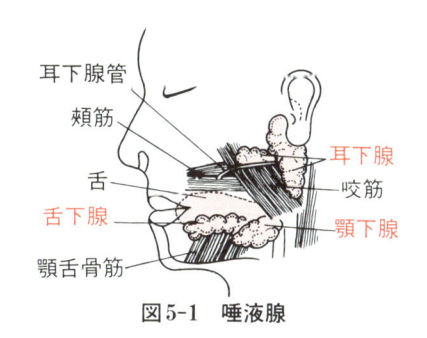

図5-1　唾液腺

唾液腺である。顎下腺は漿液性と粘液性の混合腺で，舌下腺は主として粘液性の唾液腺である。

　大唾液腺の分泌は自律神経によって支配され，副交感神経によって粘稠性の低い唾液が多量に分泌され，また交感神経によって比較的少量ではあるが粘稠性の高い唾液が分泌される。口腔内に食物が入ると，それが刺激となって反射的に唾液分泌が起こる。また，食物を見ただけでも，想像するだけでも条件反射によって分泌が起こる。小唾液腺は神経の支配を受けておらず，絶えず分泌して口腔内を潤して乾燥を防いでいる。

　唾液は成人では，日に $1.0 \sim 1.5\ l$ 分泌される。種々の有機物質と無機物質を含んでいるが，主要なものは消化酵素であるプチアリン（α-アミラーゼ）と，糖タンパク質のムチンである。

　プチアリンはデンプンを分解してデキストリンや麦芽糖に変える酵素である。至適 pH は6.8である。口腔内では総デンプン量の5％程度が分解されるにすぎないが，胃に入ってからもその作用は続き，$20 \sim 30$ 分の間に $50 \sim 60\%$ がプチアリンで分解される。しかし，胃液の量が増加し，強く酸性に傾くとプチアリンの活性は失われ分解は止まる。

　ムチンは粘稠性の糖タンパク質で，食塊，口腔などをなめらかにして嚥下を容易にする役割を担っている。

（3）嚥　　下

　飲食物を口腔から咽頭，食道，胃の中に送り込む運動を嚥下という。嚥下に要する時間は食物の種類，体位などで異なり，流動性の食物はかなり速い。

1.1 唾液量の測定

　唾液腺からの唾液の分泌量を求め，嗅覚，視覚への刺激により分泌量がどのように変化するかを調べる。

試　薬	生理的食塩水

器具材料	$100\ \mathrm{m}l$ ビーカー，天秤，はさみ，脱脂綿

1. 口腔内消化

方法
① 口に含める程度の大きさの脱脂綿をビーカーに入れ重さを測定する。
② 生理的食塩水で口腔内をよくうがいする。
③ 脱脂綿を口に含み，口腔内に分泌される唾液を吸収させる。図5-1を参照して左右の耳下腺，または顎下腺・舌下腺から分泌される唾液を吸収させる。
④ 5分後，脱脂綿を取り出してビーカーに入れ重さを測定する。
⑤ 重量の差から，唾液の分泌量を求める。
⑥ 同様にして，嗅覚への刺激（レモンの臭いをかがす等），または視覚への刺激（梅干しをみせる等）を与え，分泌量の変化を調べる。

1.2 唾液アミラーゼによるデンプンの消化実験

唾液中に含まれるアミラーゼのデンプン分解作用を確かめる。

試薬
1％可溶性デンプン溶液：あらかじめ加温し糊化しておく。
ヨウ素溶液：ヨウ化カリウム5gとヨウ素0.5gをよく混合し，その後水で100mlとし原液とする。使用時に10倍希釈する。
ベネディクト試薬：硫酸銅17.3g，クエン酸ナトリウム173g，無水炭酸ナトリウム100gを水に溶解し，1lとする。

器具
恒温水槽，1ml駒込ピペット，呈色皿（蒸発皿でもよい）

方法
① デンプン溶液5mlを試験管にとる。
② 1ml駒込ピペットを用いて唾液0.2mlを手早く①の試験管に加え，ストップウォッチを押すと同時に，試験管を撹拌しながら37℃の恒温水槽に浸す。この時，駒込ピペットは試験管に入れたままにしておく。
③ 30秒毎に反応液1滴を駒込ピペットで呈色皿にとり，ヨウ素溶液を1滴滴下し，ヨウ素呈色反応を調べる。反応時間が経過するにつれて，青→紫→淡赤→淡赤褐→黄→無色となるが，色の変化の様子と無色になった時間とを記録する。

④ ヨウ素反応が無色になってから，3分間37℃の恒温水槽中に放置後，ベネディクト反応を試みる。ベネディクト試薬3 mlをとった試験管に，④のデンプン分解液10滴を加え，沸騰水中で3分間加熱する。冷却すると試験管の底に亜酸化銅 Cu_2O の赤色沈殿が見られる。この沈殿の量および溶液の色（緑褐～黄赤～赤色）から生成した還元糖の多少が判断できる[*1]。

1．3　唾液アミラーゼの力価測定

アミラーゼの作用によりデンプンが加水分解され，ヨウ素反応が消失するまでに要する酵素液の最少量を求める。

試薬　1％可溶性デンプン溶液，生理的食塩水，ヨウ素溶液
　　　　リン酸緩衝液（pH6.8）：$0.1 M Na_2HPO_4$ と $0.1 M KH_2PO_4$ を1：1で混和しpHメーターで調製する。

器具　試験管11本，試験管立て，遠心分離機，ビーカー，pHメーター，試薬びん，メスピペット，駒込ピペット

方法　① 唾液の採取：生理的食塩水で口腔内をよくうがいし，その後生じた唾液を4～5回飲み込み塩味がなくなった後，ビーカーのふちに下唇の下辺を付けて口を開き，自然に分泌してくる唾液を集める。透明な部分を採取し，濾過または3,000 rpmで15分間遠心分離し，その上清を試料とする。

② 試験管11本（No. 1～11）を並べ，それぞれに生理的食塩水1 mlをとる。

③ No. 1の試験管に唾液1 mlをとり，よく混和した後，その1 mlをNo. 2の試験管に移す。以下同様にして倍々に希釈した系列を作る。No. 10の試験管の1 mlは捨てる。No. 11の試験管は対照にするため唾液を加えないでおく。

[*1] ヨウ素呈色反応の色の変化からデンプン，デキストリン，麦芽糖への変化の過程，および時間からその速さを知る。またベネディクト反応では沈殿の量および溶液の色から還元糖（麦芽糖）の生成の多少を知る。

④ デンプン溶液約15 mlを別の試験管にとり37℃恒温水槽で10分以上加温する。

⑤ No. 1〜11の試験管それぞれにリン酸緩衝液1 mlを加え，37℃恒温水槽で約10分加温する。

⑥ No. 1の試験管から順に加温したデンプン液1 mlを駒込ピペットで手早く加えてよく混和し，正確に2分，37℃で反応させる（時間厳守）。

⑦ 2分後試験管を水槽から取り出し，ヨウ素溶液を2滴加えて，未分解のデンプンの残存量を観察する。何倍希釈の唾液までヨウ素反応を消失しているか，色調はどのように変化しているかを観察し，次式からアミラーゼ力価を算出する。

```
試験管 11 本（No.1～11）
  ↓←生理的食塩水 1 ml
  ↓←No. 1 に唾液 1 ml
混和
  ↓←No. 2 に No. 1 より 1 ml
  ⋮
No. 10 まで順次行う
       （No. 10 の 1 ml は捨てる）
  ↓←リン酸緩衝液 1 ml（No.1～11）
37℃加温
  ↓←10分後 No. 1 より順次加温デンプン 1 ml
混和
正確に 2 分後取り出す
  ↓←ヨウ素液 2 滴
ヨウ素反応観察
```

$$D_{2'}^{37°} = 1 \times 希釈倍数／希釈唾液量（1 ml）$$

$D_{2'}^{37°}$：37℃，2分間の条件で反応させたアミラーゼ力価

希釈倍数：例えば7本目の試験管なら 2^6 である。

●参考文献

- 山本敏行・鈴木泰三・田崎京二：新しい解剖生理学改訂第7版, 南江堂, 1984
- 細谷憲政：栄養学実験, 朝倉書店, 1974

第6章
排泄（尿）に関する実験

　　　　血液から尿を産生して、これを体外に排泄する系を泌尿器系といい、腎臓、尿管、膀胱、尿道がこれに属する。排泄することにより、身体の水分と電解質のバランスを保ち、同時に身体に不要ならびに有害な物質を血液から除去する役目を担う。尿にはタンパク質、核酸代謝の終末産物や中間代謝物（尿素、尿酸、クレアチニン、アンモニア、アミノ酸など）、無機および有機塩類、解毒物質などが含有されている。これらの物質の量的および質的変化から健康状態を知ることができ、また、異常物質（タンパク質、糖、細菌、赤血球など）の出現により泌尿器系の疾患ばかりではなく、心臓、肝臓、内分泌腺、その他諸器官の機能の異常をも知り得ることが多い。したがって、尿検査は諸種疾患の診断・治療上有効な指標となる。

1. 尿の採取と保存

1.1 尿の採取

　尿の検査は、採尿直後の新鮮なものについて行うのが原則である。古くなると有形成分は分解変化し、その他の成分も分解変質しやすいからである。採取時期は、食後2時間以上を経て、激しい運動をしなかったときのものならば何時でもよいが（随時尿または一時的尿）、最もよいのは尿が濃縮されている早朝起床直後のものがよい。

　尿の定量検査には、24時間尿（1日尿）を用いるのが原則である。一般には午前8時に排尿させておき、その後翌朝8時までの尿を全部蓄尿容器に蓄えたものを試料として用いる。

1.2 尿の保存

尿は放置すると微生物が繁殖しやすく，尿成分が変化を受けるので，24時間尿の場合や長く保存しておく必要がある場合には，防腐剤としてトルオールまたはキシロールを添加し冷暗所に保存する。ただし検査項目によっては反応に影響を与えるので注意が必要である。また冷所に置くときは尿酸塩の沈殿を析出することがあるので，検査するときには40℃位に温めて沈殿を溶解させてから用いる。

2. 尿の一般性状検査

2.1 尿　量

尿量には，摂取水分量，運動量，その他多くの因子が関与するが，通常健康成人の場合，24時間で1,000～1,500 ml である。2,000 ml 以上は多尿，500 ml 以下は乏尿，100 ml 以下は無尿とする。多尿は糖尿病，尿崩症，萎縮腎等，乏尿は発熱，発汗，嘔吐，下痢等による脱水，急性腎炎，ネフローゼ症候群，心不全等が考えられる（表6-1）。昼間尿量（午前8時から午後8時までの尿量）と夜間尿量（午後8時から午前8時までの尿量）との比は，正常では3：1～4：1であり，夜間多尿は心腎機能低下の初徴である。

表6-1　尿量とその原因

尿　量	原　　因
多　尿	尿崩症，糖尿病，萎縮腎，アミロイド腎，浮腫の消腿期，腎不全多尿期，神経疾患（脊髄癆，脳腫瘍）等
乏　尿	急性腎炎，ネフローゼ症候群（浮腫期），心不全，脱水，間脳―下垂体系疾患等
無　尿	真性無尿症：腎不全 偽性無尿症：結石，腫瘍による尿路閉塞等
頻　尿	膀胱炎，前立腺炎，尿道炎，神経質，緊張状態，リン酸塩尿症，炭酸塩尿症等
尿　閉	尿路閉塞，前立腺肥大，膀胱腫瘍，結石，膀胱内出血による閉塞，輸尿管屈曲，脳または脊髄疾患による膀胱麻痺等

（河合忠，水島裕編：今日の臨床検査，南江堂，1991）

2.2 比重

比重は尿中の溶質量を表し，通常 1.002〜1.030 の間を変動し，尿量とはほぼ反比例するが，尿色の濃さとはほぼ比例する。24時間尿では 1.015 前後である。低比重尿は尿崩症，腎機能不全，高比重尿は高熱，脱水状態，糖尿病等にみられる。

方法 乾燥したガラス製シリンダーに検査尿を入れ，これに尿比重計（urinometer）を浮かべ，静止したときに眼を液面と同じ高さにおきメニスカスの上端の目盛りを読み，この直前（後）に温度（t℃）も測定する[*1]（図6-1）。

尿温度が標準温度15℃よりずれるときは，次式によって温度補正する。

$$D^{15°}_{15°} = d + \frac{t-15}{3{,}000}$$

d：比重計の読み
t：温度計の読み

図6-1 比重計の読み方

15℃より高いときは3℃ごとに0.001を加え，15℃より低いときは3℃ごとに0.001を差し引けばよい。

また尿が少なくて比重計を用いるのに十分でないときは，水で正確に希釈して比重を計り，次式により原尿の比重を求める[*2]。

原尿の比重＝1.000＋（希釈尿比重－1）×希釈倍数

糖またはタンパク質が1％以上含まれている尿では，除タンパクして測定するか，またはタンパク補正，糖補正を行う。

タンパク補正：タンパク質1％につき0.003を差し引く。

糖補正：糖1％につき0.004を差し引く。

[*1] 比重計は容器の壁や底に触れないように浮かべる。また同時に温度計その他の棒状物は入れないように注意する。

[*2] 特に尿量が少ない場合には，屈折計による比重測定法や試験紙による測定法も用いられる。

2.3 水素イオン指数（pH）

　正常尿はpH 6.0位で弱酸性を示すが，摂取した飲食物による影響を受けやすくpH 4.5～8.0の間を変動する。タンパク量の多い動物性食品を多く摂ると，タンパク質の分解によって生じるリン酸塩，硫酸塩により尿は酸性に傾く。植物性食品を多く摂ると，中性リン酸塩および炭酸塩を生じアルカリ性に傾く。
　熱性病や激しい運動後，また飢餓時などのように体内タンパクの分解が盛んなときなどには酸性度が高くなる。
　測定には一般に簡便法としてpH試験紙を用いるが，精密に行うには滴定酸度測定法やpHメーターによる測定がある。

　方法　pH試験紙を1 cm位の長さに切り，その一端をピンセットで持ち，一瞬尿中に浸して全体をぬらし，30～60秒間に付属の比色表と対照比較する。メチルレッドとブロムチモールブルーを浸み込ませてあるMR・BTB混合試験紙（東洋濾紙社製）が便利である。各種尿試験紙のpH測定部分も同様で，pH 5～9を判定できる。

2.4 色　調

　正常尿は通常淡黄色～淡黄褐色である。この色調は尿細管で産生されるウロクロームが主体である。ウロクロームの1日量はほぼ一定であるから，色調は尿比重とはほぼ比例し，食物，運動，発汗，薬物等の影響を受けて種々に変化する。尿量が少ないにもかかわらずあまりにも淡い場合は，腎機能不全が推察される。その他尿や泡の色調から，諸種の原因（疾患）が疑われる（表6-2）。

2.5 混　濁

　正常尿は採尿直後は透明であるが，放置すると雲影（尿路より分泌する粘液に起因する）ができることがあり，女子の場合には特にこれが多い。
　正常でも諸種の塩類が沈殿して懸濁することがある。アルカリ性の場合には，採尿直後からリン酸塩または炭酸塩のために混濁していることが多い。酸性尿の場合には，冷却したときにレンガ色の沈殿を生じれば尿酸塩で，温めれば消失する。したがって酸性尿で採尿直後から混濁しているものは病的である。これは血球，上皮細胞，粘液，脂肪，細菌等の混入によって生じる。

表6-2 尿色調とその原因

色　調	原　因
ほとんど無色	尿崩症，腎不全多尿期，萎縮腎，糖尿病，嚢胞腎等
赤　褐　色	ウロビリン体（熱性疾患，肝疾患，うっ血ères），濃縮尿等
鮮　紅　色	血色素尿，血尿，ミオグロビン，アミノピリン，ジフェニルヒダントイン，ラキサトール服用等
赤ブドウ色	ヘマトポルフィリン，スルホナール，トリオナール服用等
暗赤褐色	胆汁色素
褐　黒　色	ヘマチン，メトヘモグロビン，メラニン，アルカプトン，メチルドパ，フェノール服用等
橙　　　色	大黄，センナ，サントニン，フェナゾピリジン服用等
乳　白　色	乳び尿，膿尿等
青　　　色	イソジカン尿，メチレンブルー服用等
鮮黄色蛍光	ビタミンB_2の服用，点滴後等

（河合忠・水島裕編：今日の臨床検査，南江堂，1991）

混濁の鑑別法　次の順序で調べる。

① 徐々に加熱する。尿酸塩は溶けて透明となる。
② 酢酸を数滴滴下する。リン酸塩は溶ける。炭酸塩はガスを発生して溶ける。
③ 2％塩酸を数滴滴下する。シュウ酸カルシウムは溶ける。
④ 10％水酸化カリウム溶液を滴下する。尿酸による混濁は透明になる。膿汁は膠状になる。
⑤ エタノール・エーテル混液（2：1）を加え振とうする。脂肪は溶ける。
⑥ 以上いずれでも透明とならない場合は細菌尿である。

2.6 臭　気

　健康で新鮮な尿は一種の芳香性の臭気を発するが，不快臭ではない。しかし，ネギ，ニラ，ニンニク，アスパラガスなどを食べた後や，飲酒後の尿などはそれぞれ特有の臭気を発する。空気中に長く放置すれば，微生物の作用で尿素が分解してアンモニア臭を発する。新鮮尿でアンモニア臭のある場合は，細菌感染によるものである。重症糖尿病やアシドーシスでは，果実様の甘ったるいア

セトン臭を発する。その他飲食物，薬物等の影響で特異な臭気を発することがある。

3. 尿の異常成分の検査

3.1 尿タンパク質

尿タンパク質は大部分血漿タンパク質に由来するもので，正常でも1日40～80 mgの排泄がみられる。腎小体の糸球体毛細管壁では，アルブミンのような分子量の大きいタンパク質は，通常濾過されないので尿中に排出されないが，ヘモグロビンやミオグロビンなどの分子量の小さなタンパク質は，糸球体に異常がなくても糸球体毛細管壁を通過し，尿中に排出されるからである。

病的尿タンパクはアルブミンが大部分を占め，主として腎疾患の場合にみられる（腎性タンパク尿）が，正常でもタンパク質に富む食物を多量に摂取したり（食事性タンパク尿），若い人で起立時のみ出現したり（起立性タンパク尿），熱性疾患である高熱時（熱性タンパク尿），過激な運動，強い精神感動，熱い湯に入浴，月経前などに一過性（生理的タンパク尿）を認めることもある。

病的タンパク尿には，正常血漿タンパク質がそのままの形で糸球体を通過した場合（糸球体性タンパク尿），濾過されたタンパク質が尿細管機能欠損により再吸収されなかった場合（尿細管性タンパク尿），血中に異常増加したタンパク質が糸球体において濾過され，かつ，このタンパク質が尿細管において再吸収不能となった場合（腎前性タンパク尿）などがある。

3.1.1 スルホサリチル酸法

原理 弱酸性で＋に荷電する尿タンパク質がスルホサリチル酸の陰イオンと結合して沈殿する。感度 5 mg/dl で極めて鋭敏な反応である。

試薬器具 5％酢酸溶液，20 g/dl スルホサリチル酸溶液，試験管，駒込ピペット

方法 ① 尿がアルカリ性なら酢酸で弱酸性とする。混濁していたら，濾過または遠心沈殿する。

② 2本の試験管に検査尿を3 mlずつとり，一方の試験管にスルホサリチル酸液を1滴ずつ滴下し，他方の試験管を対照として，黒色の背景で白濁を生じるかを調べる。1～2滴加えて白濁を生じたならば，最大の白濁が生じるまで滴下する。タンパク質が微量のときは，尿に水を加えたものを対照として比較するとよい。

| 判 定 | 白濁の程度によって陽性度を判定する。

　　　（－）：7～8滴加えても混濁の起こらないもの。
　　　（±）：黒色背景で混濁がわずかに認められるもの（20 mg/dl 以下）。
　　　（＋）：黒色背景がなくても混濁がわずかに認められるもの（20～50 mg/dl）。
　　　（╫）：明瞭に白濁を認めるが細片状ではないもの（50～200 mg/dl）。
　　　（╫╫）：細片状沈殿が認められるもの（200～500 mg/dl）。
　　　（╫╫╫）：塊状沈殿が認められるもの（500 mg/dl 以上）。

3.1.2 煮沸試験

| 原 理 | タンパク質は加熱によって変性（凝固）し，難溶体となり沈殿する。

| 試 薬 器 具 | 5％酢酸溶液，試験管，駒込ピペット

| 方 法 | ① 2本の試験管に検査尿を5 mlずつとり，一方を斜めに持って徐々に加熱煮沸し，黒色の背景で他方の対照試験管と比較し，白色混濁の有無を検査する。
② 混濁を認めたならば酢酸を2～3滴加える。このとき酢酸を加え過ぎないように注意する。

　弱酸性またはアルカリ性の尿では，リン酸塩または炭酸塩が析出して混濁を呈することがあるが，酢酸を加えれば消失する。酢酸により混濁が増加する場合は，アルブミンやグロブリンに対する特異性がきわめて高いので，確実にタンパク尿と診断できる。

判定 白濁の強さにより3.1.1と同様に陽性度を分類する。感度は5～10 mg/dℓ である。

3.1.3 試験紙法

原理 pH指示薬であるブロモフェノールブルー（BPB）系によるタンパク誤差を利用した方法である。BPB系は検査液中にタンパク質が存在するときは，タンパク質との複合物を形成して黄色より青色に変化し，溶液の真のpHよりも高い値を示す。

試験紙 濾紙にBPB液を浸み込ませたもの。市販品に単一項目用および多項目用が各種製品としてある。

方法 検査尿に試験紙の試薬部分を浸し，直ちに取り出して色調の変化を色調表と対照比較する。

判定 陰性のときは色調不変，陽性のときはタンパク濃度に応じて淡黄緑色～青色（薄～濃）を呈する。色調表と対照して判定する。感度は10～20 mg/dℓ である。

3.2 尿　糖

尿中に排出される糖は主としてグルコースで，そのほかに希にガラクトース，フルクトース，ラクトース，ペントース，スクロースなどが認められる。

正常尿中にもグルコースは微量（10～30 mg/dℓ）存在するが，普通の検査法では証明できない。血糖値が160～180 mg/dℓ（腎臓の糖閾値）を超えると尿に糖が出現する。糖尿は糖質代謝異常によって血糖値が上昇した場合，腎臓の糖閾値が低下した場合に起こり，糖尿病，甲状腺機能亢進症，腎性糖尿，妊娠，胃切除手術後等にみられる。なお一時に大量の糖質摂取により起こる食餌性糖尿や精神的ストレス，運動後など一過性の原因による特発性一過性糖尿もある。

また高齢者や腎機能低下者では腎の糖閾値が高くなるため，高血糖があっても尿糖陰性となる場合があり，また糖尿病や耐糖能障害でも空腹時など血糖値が腎臓の糖閾値を下回っている時点で検査すると，尿糖は陰性となるので注意が必要である。

3. 尿の異常成分の検査

3.2.1 ニーランデル（Nylander）法

原理 次硝酸ビスマスはアルカリ溶液中でグルコースにより還元されて，金属ビスマスとなり，黒味がかかった褐色の沈殿を生じる。

$$BiO \cdot NO_3 \cdot H_2O + NaOH \longrightarrow Bi(OH)_3 + NaNO_3$$
$$2Bi(OH)_3 \xrightarrow{-3O} 2Bi\downarrow + 3H_2O$$

試薬 ニーランデル試薬：次硝酸ビスマス 2 g，酒石酸カリウムナトリウム 4 g を10%KOH 100 ml に溶かす。褐色びんに保存する。

器具 試験管，駒込ピペット，湯浴

方法 検査尿 5 ml を試験管にとり，ニーランデル試薬 1 ml を加え，沸騰水浴中で 5 分間加熱する。

判定 糖量が多いときは，煮沸しはじめるとまもなく濃黒色となり，糖量が少ないときは褐色〜暗褐色を呈し，しばらく放置すると黒褐色の沈殿を生じる。

● **備考** 感度 50 mg/dl でかなり鋭敏であるので，陰性の場合には尿糖を否定できる。また尿酸，グルクロン酸，クレアチニンなどの還元物質や，クロロホルムやホルマリンなどの防腐剤は疑陽性反応を呈する。

3.2.2 ベネディクト（Benedikt）法

原理 ニーランデル法と同様に，糖質の還元反応を利用し，硫酸銅が還元されて黄色の $Cu_2(OH)_2$ または赤色の Cu_2O となる。感度 100 mg/dl である。

$$CuSO_4 + Na_2CO_3 + H_2O \longrightarrow Cu(OH)_2 + Na_2SO_4 + CO_2$$
$$2Cu(OH)_2 \longrightarrow \underset{\text{水酸化第一銅（黄色）}}{Cu_2(OH)_2} \longrightarrow \underset{\text{酸化第一銅（赤褐色）}}{Cu_2O}$$

試薬 ベネディクト試薬：(p.79参照)

器具 試験管，駒込ピペット，湯浴

方法　ベネディクト試薬5 ml を試験管にとり，検査尿8滴（約0.5 ml）を加える。8滴以上多量に加え過ぎると尿酸塩が沈殿して判定を妨げるので注意する。よく振り混ぜてから直火または沸騰水浴中で2分間加熱する。加熱後徐々に放冷させる（冷水で急に冷却してはいけない）。

判定　溶液の色調変化と沈殿の程度により判定する。

① 陰性（−）：無変化または少量の青白色〜白色の混濁（尿酸塩，リン酸塩）

② 弱陽性（＋）：緑色に混濁，管底に少量の黄色沈殿（尿糖100〜250 mg/dl）

③ 中等陽性（＋＋）：やや多量の黄色〜橙色の沈殿（0.5〜1.0 g/dl）

④ 強陽性（＋＋＋）：管底に橙色〜赤色の沈殿を生じ上清は透明（1.5 g/dl 以上）

3.2.3　試験紙法

原理　試験紙にはグルコース酸化酵素（GOD），ペルオキシダーゼ（POD），クロモーゲン，弱酸性緩衝液から成る反応試薬と，基底色となる青色，黄色，淡紅色などの色素が浸み込ませてある。これを尿中に浸すと，尿中のグルコースはGODにより酸化されてグルコン酸と過酸化水素を生成し，過酸化水素がPODの触媒作用でクロモーゲン（色原体）を酸化して着色する。

$$\text{グルコース} + O_2(\text{空中より}) \xrightarrow{\text{GOD}} \text{グルコン酸} + H_2O_2$$

$$\text{クロモーゲン}(\text{無色}) + H_2O_2 \xrightarrow{\text{POD}} \text{酸化型クロモーゲン}(\text{着色}) + H_2O$$

試験紙　上記試薬を浸み込ませたもの。各種製品が市販されている。

方法　試験紙の試薬部分を短時間検査尿中に浸し，直ちに引き上げ，所定の時間後に色調表と比較する。

判定　陰性のときは色調不変，陽性のときはグルコース濃度に応じて特異的に色調変化するので，色調表と比較して判定する。感度は製品

によって異なるが，大体 20 mg/dl 程度である。ただしアスコルビン酸，ケトン体で反応が抑制される場合もある。

3.3 尿ケトン体（アセトン体）

　ケトン体はアセト酢酸，β-ヒドロキシ酪酸，アセトンの総称で，主に肝臓で脂肪酸の酸化によりアセチル CoA を経て生成される。正常では血中にアセト酢酸 25～30 %，β-ヒドロキシ酪酸 65～75 % の割合に存在し，合計はアセトン換算で 0.2～2 mg/dl である。

　アセトンは呼気中に排出され，血中にはほとんど存在しない。糖質供給の不十分なとき（飢餓）や組織におけるグルコースの酸化が低下するとき（糖尿病）には肝臓のケトン体生成が増加し，ケトン体がエネルギー源として利用されるが，肝臓からのケトン体の供給が組織の処理能力を超えるときは，ケトン体が血中に増加し体内に貯留してアシドーシスの原因となる（ケトアシドーシス）。重症糖尿病，飢餓，過脂肪食，嘔吐，下痢，脱水，妊娠悪阻，甲状腺機能亢進症，消化不良，糖原病等の検査として重要である。

　ケトン体は正常尿中にアセトンとして 1 日 40～50 mg 程度排出されるが，普通の検出法では証明されない。検査には一般的にアセトンおよびアセト酢酸検出法が用いられるが，いずれも揮発性で分解しやすいため，新鮮尿で検査するのが原則である。

3.3.1 ランゲ（Lange）法

試　薬　ニトロプルシッドナトリウム：小豆粒大の結晶を実施前に少量の水に溶解。
　　　　　酢酸，強アンモニア水（28%）

器　具　試験管，駒込ピペット

方　法　新鮮尿 5 ml を試験管にとり，ニトロプルシッドナトリウム液 0.5 ml，酢酸 0.5 ml を加えて混和，これに強アンモニア水約 2 ml を静かに重層する。

判定 アセトン，アセト酢酸が存在すれば境界に紫紅色の輪環を生じる。ケトン体の濃度が薄いほど紫の色調が強く，濃いほど紅色の色調が強い。感度は 10 mg/dl である。

3.3.2 試験紙法

試験紙 濾紙にニトロプルシッドナトリウム，グリシン，アルカリ緩衝剤を浸み込ませたもの。

方法 試験紙を短時間検査尿中に浸し，所定時間後に色調表と比較判定する。アセト酢酸に対する感度は 5～10 mg/dl である。正常尿中アセト酢酸の濃度は 2 mg/dl 以下であるので，本法で陽性の場合，確実に異常である。

3.4 尿ウロビリノーゲン

ウロビリノーゲンは，肝臓から胆汁として十二指腸に排出された抱合型ビリルビンが，腸内細菌により脱抱合を受け，還元されて生成される。ウロビリノーゲンの10～15％は，腸から吸収されて腸肝循環に入り，肝臓でビリルビンに酸化される。一部のウロビリノーゲンは肝臓を通過して大循環に入り，1日0.2～4.0 mg が尿中に排泄される。

尿中ウロビリノーゲンは，肝障害，溶血，腸内容物の停滞などで増加し，肝内外の胆汁うっ滞，腸内細菌叢の減少などで減少する。また日内変動が大きく，個人差もあり，肉食，運動，疲労，飲酒，便秘などにより増加することがあり，尿の pH にも影響されることが知られている。

なお，尿を長く放置するとウロビリノーゲンは酸化されてウロビリンとなるため，新鮮尿での検査が必要である。

3.4.1 エールリッヒ（Ehrlich）のアルデヒド反応

試薬 アルデヒド試薬：p-ジメチルアミノベンズアルデヒド2gを乳鉢に入れ，少量の濃塩酸を加えながら磨砕し，濃塩酸全量50 mlを加えた後，水を加えて100 mlにする。

器具 試験管，駒込ピペット

方法 新鮮尿5 mlを試験管にとり，アルデヒド試薬0.5 mlを加える。室温で3分以内に明らかな赤色を呈するものは病的増量を示し，色調の程度により ++，+++ 等とする。3～5分を経てわずかに微赤色を呈するものを＋（正常），5分後に赤色調のみられない場合は加熱し，微赤色を呈するものを±（正常）とする。呈しないものは(−)で，これも病的である。

3.4.2 試験紙法（ジアゾ反応による方法）

試験紙法には，3.4.1のアルデヒド反応を利用する方法と，ジアゾ反応による方法があり，いずれも1 ml/dl以上のウロビリノーゲンを検出できるが，ジアゾ反応による方法は特異性が高く，判定も容易である。

試験紙 濾紙に安定化したp-メトキシベンゼンのジアゾニウム化合物と強酸性緩衝液を浸み込ませたもの。尿中ウロビリノーゲンと10秒間反応してカルミン紅色素を生成するもので，色調変化がピンク色で判定しやすい。

方法 試験紙を短時間検査尿中につけ，余分の尿をきって，10秒後に色調表から判定する。感度は1 mg/dlである。ただし本法により陰性は確認できない。

4. 尿中物質の定量

4.1 尿中尿素窒素の定量

尿素はクレアチニン,尿酸などとともに含窒素物質の最終代謝産物で,主として腎臓を通して体外へ排泄される。したがって,腎機能の診断や肝臓のタンパク中間代謝機能などを知る上で参考となる。尿中尿素は尿素窒素量として表され,摂取食物中のタンパク量によってかなり増減されるが,通常成人で7〜14g/日である。この値の増加は,動物性食品の多食,体タンパク異化作用の盛んなとき(熱性病,飢餓,癌,貧血,白血病等),薬剤の服用などでみられ,減少は肝実質障害,腎機能不全などでみられる。なお,血液中には血中尿素窒素(BUN)として常に一定量存在し,通常8〜20 mg/dlである。

測定法としてはジアセチルモノオキシム法,ウレアーゼを用いてインドフェノール反応によって測定する方法,グルタミン酸脱水素酵素と組み合わせてUV測定する方法などがあるが,ここでは特異性の高い簡便なウレアーゼ・インドフェノール法を示す。

原 理 検査尿にウレアーゼ溶液を作用させ,尿素をアンモニアに分解する。このアンモニアがニトロプルシッドナトリウムの存在下でサリチル酸と次亜塩素酸と反応してインドフェノールを生成,このインドフェノールのアルカリ性で呈する青色の吸光度を測定する。

試 薬 尿素窒素B-テストワコー(ウレアーゼ・インドフェノール法)[*1]

器 具 試験管,ピペットマン,ホールピペット,メスフラスコ,恒温水槽,分光光度計

方 法 新鮮尿を用いる。尿中尿素は容易に分解し,アンモニアとなって揮散するから,酸性(酢酸を加え蓄尿)とし,低温下に保存し,採尿後できるだけ早く定量する。検査尿は正確に10〜20倍希釈する。次表に従って実施する(標準操作法)。

[*1] 和光純薬工業㈱製測定用キット

	検 体 (S)	標 準 (Std)	試薬盲検 (Bl)
試 料	尿希釈液 0.02 ml	標 準 液 0.02 ml	蒸留水 0.02 ml
発色試液A	2.0 ml	2.0 ml	2.0 ml
よく混合し，37℃で15分間加温。			
発色試液B	2.0 ml	2.0 ml	2.0 ml

よく混合し，37℃で10分間加温。
120分以内に試薬盲検（Bl）を対照として検体（S）の吸光度 E_s，および標準（Std）の吸光度 E_{std} を測定する。
分光光度計　570 nm

計算

$$尿素窒素濃度(mg/dl) = \frac{E_s}{E_{std}} \times 50 \times 希釈倍数$$

$$尿中尿素窒素量(g/日) = \frac{E_s}{E_{std}} \times 50 \times \begin{pmatrix} 希釈 \\ 倍数 \end{pmatrix} \times \begin{pmatrix} 24時間 \\ 尿量(L) \end{pmatrix} \times \frac{1}{100}$$

● **備考**　尿は放置すると尿素を分解してアンモニアを発生するため，新鮮尿を用い，手早く希釈する。また食事内容の評価として，尿中尿素窒素排泄量からタンパク摂取量を推定するのが一般的である。

タンパク摂取量(g/日)

$$= (尿中尿素窒素排泄量(g/日) + 0.031 \times 体重(kg)) \times 6.25 \quad [1)]$$

4.2　尿中尿酸の定量

尿酸はプリン体代謝の終末産物で，尿中には内因性と外因性（食物中の核タンパク質などのプリン体に由来）のものが，遊離尿酸または尿酸塩（カルシウムおよびナトリウム塩）として排泄される。尿は冷却すれば尿酸塩の溶解度が著しく減少するため，濃尿では沈殿が析出することがある。通常は1日0.3～1.0gで食物の核タンパク含量によって増減するが，病的増加は細胞崩壊の盛んな場合（リウマチ，痛風発作後など），減少は腎機能障害時などでみられる。なお，

尿酸の定量を必要とする場合には，尿中尿酸量よりも血中尿酸量の増減をみる方が確実である。

測定法としては，尿酸のアルカリ性における還元性を利用したリンタングステン酸法のほか，特異性の高い酵素を使用した方法があり，これにもウリカーゼと3-メチル-N-エチル-N-(β-ヒドロキシエチル)アニリン（MEHA）を用いる方法と，ウリカーゼとN-エチル-N-(2-ヒドロキシ-3-スルホプロピル)-m-トルイジンナトリウム（TOOS）を用いた方法がある。（実験方法は第1章の血漿尿酸の測定（p.23）を参照。）

4.3 尿中塩素の定量

人体の塩素の大半は細胞外液に含まれ，陰イオンの大部分を占めて酸塩基平衡に関与している。また，尿中塩化物の大部分は食塩である。その排泄は主として食物とともに摂取された塩化物の量の多少に支配される。

現在，高血圧の予防あるいは食事療法として食塩摂取量の制限が重要視され，食事摂取基準でも一日食塩摂取量は男性9g未満，女性7.5g未満にとされている。この一日食塩摂取量の推定には種々の方法があるが，摂取した食塩の大部分は尿中に排泄されるので，24時間尿の食塩量を測定する方法が最善とされている。

なお臨床上，尿中塩素の定量は，脱水状態が食塩欠乏によるものか，水分欠乏によるものか判別が必要なとき，乏塩症状（嘔気，嘔吐，けいれん，倦怠など）があるとき，腎炎，ネフローゼなどの場合摂取できる食塩量を決めるときなどで重要である。

原理 尿を除タンパクし，濾液中の塩素をジクロロフローレセイン指示薬と硝酸銀を用いて滴定する。塩化物イオンが消失すると微紅色を呈するのでこれを終点とし，硝酸銀液の消費量から塩素量を算出する。

試薬 1 g/dl 水酸化バリウム溶液，1 g/dl 硫酸亜鉛溶液，0.02M硝酸銀溶液，0.1 M塩化ナトリウム基準液，ジクロロフローレセイン指示薬

器具 ホールピペット，三角フラスコ，試験管，ベビーロート，濾紙，ビュレット，ビーカー

4. 尿中物質の定量

方法 検査尿1.0 mlを三角フラスコにとり，水酸化バリウム溶液5.0 mlを混ぜ，次に硫酸亜鉛溶液5.0 mlを加え，振盪混和後5分放置，濾過または遠心分離する。その濾液3.0 mlを小三角フラスコにとり，指示薬1滴を加えて速やかに0.02 M 硝酸銀溶液を用いて滴定する。乳濁後帯緑白色となり，急に紅色を呈する（滴定終点，b ml）。一方，0.1 M 塩化ナトリウム基準液1.0 mlを水10 mlと混和，その3.0 mlについて同様の操作を行う（a ml）。

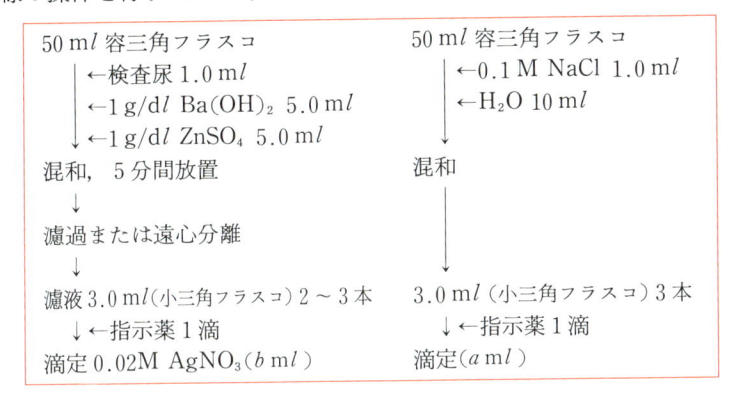

```
50 ml容三角フラスコ                    50 ml容三角フラスコ
 │←検査尿 1.0 ml                       │←0.1 M NaCl 1.0 ml
 │←1 g/dl Ba(OH)₂ 5.0 ml               │←H₂O 10 ml
 │←1 g/dl ZnSO₄ 5.0 ml                 ↓
 ↓                                     混和
混和，5分間放置
 ↓
濾過または遠心分離
 ↓
濾液 3.0 ml(小三角フラスコ) 2～3本     3.0 ml(小三角フラスコ) 3本
 ↓←指示薬1滴                          ↓←指示薬1滴
滴定 0.02M AgNO₃($b$ ml)               滴定($a$ ml)
```

計算

$$\text{体液中塩素量(mEq/}l) = \frac{b\left(\begin{array}{l}\text{検査尿に対する}\\ \text{AgNO}_3\text{の消費量}\end{array}\right)}{a\left(\begin{array}{l}\text{基準液に対する}\\ \text{AgNO}_3\text{の消費量}\end{array}\right)} \times 100$$

$$\text{食塩量(mg/d}l) = \frac{b}{a} \times 58.5 \times \frac{100}{10}$$

判定 一般に尿の食塩含量は0.6～1.2 g/dlである。尿の比重が1.016以上で食塩量が0.3 g/dl以下のときは食塩欠乏である。

24時間尿については上記の計算から一日食塩摂取量が推定できる。随時尿の場合は，かなり食塩量には変動がみられる。この場合24時間尿量を，随時尿量と前回排尿してから採取したときまでの時間から推定することにより，大体の食塩摂取量を求めることができる。また尿の濃度変化が大きい場合には，4.4のクレアチニン量を同時に定量し，その比から食塩摂取量を推定することもできる。同じ測定原理を用いた試験紙

が市販されており，24時間尿のほかに，早朝（夜間）尿の測定から簡便に一日尿中食塩量を求める方法もある。

4.4 尿中クレアチニンの定量

クレアチニンは体内でクレアチンから産生される終末代謝産物であり，主に尿中に排泄される。

図6-2に腎機能が正常な成人の尿中クレアチニン排泄総量と体表面積の関係を示したが，男性の排泄量が大きいのは主に体容積の差であり，尿中クレアチニン排泄総量は筋肉量に正相関することが知られている。筋肉量に変化なく排泄路としての腎機能が一定ならば，体内のクレアチニン総量は一定となり，血清濃度や尿中排泄総量は各個体において，比較的安定な値をとることとなる。

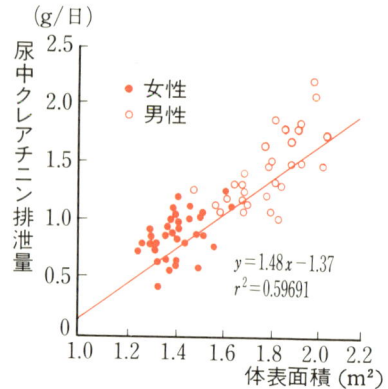

図6-2 体格と尿クレアチニン排泄量
（和田攻他：臨床検査ガイドブック'97，文光堂，1997）

尿中クレアチニンの一日排泄量は各個体によりほぼ一定しており，腎機能との相関はなく，通常男性は1.5～2.0 g/日，女性は0.5～1.5 g/日である。したがって24時間尿での排泄総量を求めて蓄尿の信頼性を判定できる。また，随時尿のタンパク質，ナトリウムなどの電解質，ホルモンなどの濃度を，同時に測定したクレアチニンの1 g排泄に相当する排泄量に換算することにより，各尿中物質の一日排泄量を大まかに推定することができる。

推定一日タンパク排泄量（mg）

$$= \frac{尿中タンパク濃度(\text{mg/d}l)}{尿中クレアチニン濃度(\text{mg/d}l)} \times 1000 (\text{mg})$$

また24時間クレアチニン排泄量（mg）を体重（kg）で除したものをクレアチニン係数という。個体についてはほぼ一定の値を示し，男性は20～26，女性は14～22であって，筋肉の発達程度によるという。激しい運動で増加することがあり，飢餓，進行性筋ジストロフィー，重症腎機能不全では減少する。

4. 尿中物質の定量

原理　クレアチニンはアルカリ性溶液中でピクリン酸と反応して橙赤色の縮合化合物となる（Jaffé反応）。これを比色定量する。

試薬　1 g/dl ピクリン酸塩：純ピクリン酸を用い1 g/dlになるよう調製する。
2.5 M 水酸化ナトリウム溶液，クレアチニン基準液：純クレアチニン100 mgを0.1 M塩酸で溶かし，全量を100 mlとする。

器具　ホールピペット，メスピペット，メスフラスコ，恒温水槽，分光光度計

> 100 ml 容メスフラスコ 3 個
> ← { 検査尿 / 基準液 / 試薬盲検（水）} 各1.0 ml
> ←1 g/dl ピクリン酸液20 ml
> ←2.5 M NaOH 1.5 ml
> ↓
> 混和
> ↓
> 10 分後水で 100 ml とする
> ↓
> 20〜25 ℃で 10 分間加温
> ↓
> 520 nm で試薬盲検を対照として吸光度測定

方法　3個の100 ml容メスフラスコにそれぞれ検査尿1 ml，クレアチニン基準液1 ml，水1 mlをとり，次いで1 g/dlピクリン酸液20 ml，2.5 M水酸化ナトリウム溶液1.5 mlを順次混和し，10分後に水を加えて100 mlとする。よく混和後20〜25℃の水槽中で加温する。10分後に取り出し，試薬盲検（水1 ml）を対照として520 nmで吸光度を測定する。

計算
$$\text{尿中クレアチニン量(mg/dl)} = \frac{\text{検査尿の吸光度}}{\text{基準液の吸光度}} \times 100$$

備考　尿の腐敗により尿中クレアチニンはクレアチンに変換されうるため，蓄尿は冷暗所で行う。また著しい血尿を伴う場合は採尿後速やかに分離する。還元糖，ケトン体，アスコルビン酸，ビリルビンが高濃度で含まれる場合も異常値をもたらすので注意が必要である。

●参考文献

- 金井正光・金井泉：臨床検査法提要改訂第30版，金原出版，1996
- 和田攻・大久保昭行・永田直一・矢崎義雄編：臨床検査ガイド'97，文光堂，1997
- 河合忠・橋本信也編：臨床検査のABC，医学書院，1996
- 河合忠，水島裕編：今日の臨床検査，南江堂，1991
- 山本敏行・鈴木泰三・田崎京二：新しい解剖生理学改訂第7版，南江堂，1984
- 栃久保修・金子好宏・高坂勇造：尿中食塩濃度の簡易測定法，医学のあゆみ，131巻 p.545，1984
- 林淳三編：生化学実験，建帛社，1988
- 細谷憲政：栄養学実験，朝倉書店，1974

●引用文献

1) 日本腎臓学会：腎疾患患者の生活指導・食事療法に関するガイドライン，日本腎臓学会誌，39巻1号，p.21，1997

第7章
身体計測に関する実験

　　　　　身体計測は体力および栄養状態を客観的に評価する方法の一つであり，また成長期における栄養状態や肥満や痩せなどの判定に広く利用されている。さらに身体測定値は個々の体力や栄養状態の判定だけでなく，ある地域や集団の栄養状態，健康状態を比較する上でも利用される。

　本章では身長，体重，胸囲，座高などを計測し，これらの値をいろいろ組み合わせることにより種々の栄養指数を算出してみる。さらに皮下脂肪厚を計測して体脂肪量を求め，栄養指数などによる種々の肥満判定法を比較検討してみる。

1. 身体計測について

　信頼できる計測値を得るための最低条件は，計測点[*1]を正確に決定することである。また胸囲，胴囲などのように特定の位置（高さ）で計測する場合は，すべての被検者で計測位置が等しくなければならない。さらに計測時における被験者の基本姿勢の統一や，用いる計測器の統一も重要なことである。

1.1 身　　長

　目　的　　身長は身体発育の基準として最も一般的な指標である。また身長とほかの計測値とを関連させて指数化し体格指数，栄養指数などを算出する基準となる。しかし，すでに発育の止まった成人では身長のみでは体力の大小も栄養状態の良否もわからない。

[*1] 多くの場合，体表から触れることができる骨の上の解剖学的特徴点，すなわち突起の先端をいう。

第7章　身体計測に関する実験

器具操作　身長計を使用する。被検者は裸足で左右の踵（かかと）を合わせ，つま先を40～60°に開き，背すじを伸ばした自然な立位で，肩の力をぬき，頭部は耳眼面水平で上肢を自然に下垂する。床面から頭頂点までの垂直距離を計測する（図7-1-a）。

1.2 体　重

目的　体重は身体の発育，栄養状態の総合的な指標である。体重は発育期の小児ばかりでなく，成人でも栄養状態判別の指標になる。体重は身長より環境条件や健康状態，特に食習慣などに影響されやすい。年齢別，性別，身長別の標準体重と比較することにより肥満，痩せ，痩せすぎなどを判断することができる。痩せあるいは痩せすぎが必ずしも栄養不良を意味しないこともある。すなわち脱水や浮腫があると体重による栄養状態の評価はゆがめられるので判定には注意を要する。

器具操作　体重計を使用する。被検者は原則として裸体で体重計の中央に，背すじを伸ばした自然な立位で，両足均等荷重で身体全体の重量を計測する。衣服をつけて測定したときは，あとでその衣服重量を差し引く。また測定1時間前は飲食せず，排尿，排便はすませておく。

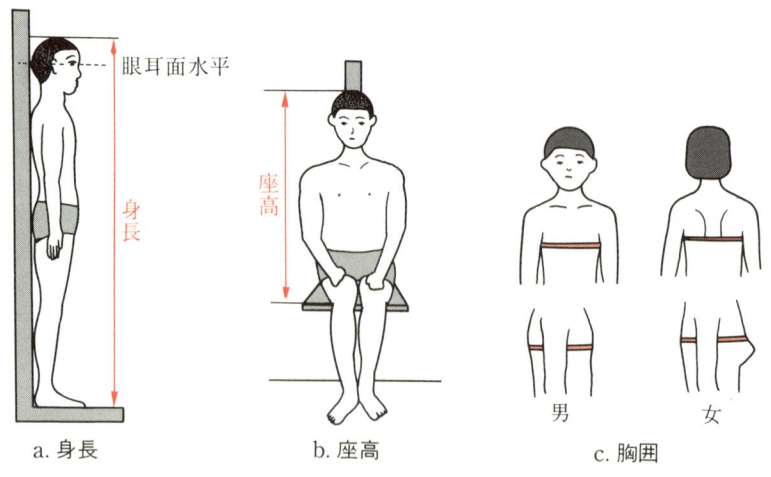

a. 身長　　b. 座高　　c. 胸囲

図7-1　身体各部の測定法（1）

1.3 座　　高

目的　　躯幹部の長さの指標としては胴長の方がよいが，正確に測定することが難しいので，一般には座高が用いられる。この座高は躯幹長ともいい，脚の発達とは関係なく，躯幹部にある重要な内臓諸臓器の成長を反映するものである。

器具操作　　座高計を使用する。被検者は尺柱を背に真ん中に座り，大腿はほぼ水平に，下腿は膝を約90°に曲げ垂直に，床面に足が完全につくように座面の高さを調節し，臀部，背部を尺柱に密接し，頭は耳眼面水平に固定し，座面から頭頂点までの垂直距離を計測する。測定方法は身長の場合と同様である（図7-1-b）。

1.4 胸　　囲

目的　　胸囲は幅厚育の代表的測定値で，胸廓内容積[*1]や胸壁（特に筋肉と皮下脂肪）との関連が深い。

器具操作　　巻尺を使用する。被検者は左右の踵を合わせ，背すじを伸ばした自然の立位，計測時には肩の力をぬき巻尺を一周させ，上肢を自然に下垂させ体幹の水平周長を計測する。

男性では乳頭の高さで，女性は乳頭のやや上（またはやや下）の高さで，正常の呼吸時に息を吐いてから，次に息を吸うまでの間に計測する。

この胸囲には，

　　静時（安静時での吸気と呼気の中間位で計測），
　　吸気時（正常な姿勢で息を深く最大に吸い込んだとき＝最大囲）
　　呼気時（正常な姿勢で息を最大に吐いたとき＝最小囲）

とがある（図7-1-c）。

巻尺の圧力は皮膚にくい込むようでは強すぎ，上下に移動するようでは弱すぎる。また被検者は胸をはったり，肩をいからせたりしないようにして計測する。

[*1] 胸囲が大きいことは心臓や肺臓がよく発達していることを示す。

1.5 腹　囲

目的　腹囲は腹部の最長囲で，消化器官の状態や腹部脂肪量が関係し大きな差がみられる。大きすぎると肉体的行動力に影響する。また体質，栄養，体型の指標として利用される。

器具操作　巻尺を使用し，被検者は左右の踵を合わせ，背すじを伸ばした自然な立位で，腹部に力をいれない姿勢を保つ。側方からみて腹部輪郭が最も前方に突出している高さにおける体幹の水平周長，正常の呼吸時に息を吐いてから，次の息を吸うまでの間に計測する（図7-2-a）。

1.6　上腕囲，下腿囲

目的　これらは骨格，筋肉，皮下脂肪の発達の程度を総合的に反映するもので，栄養状態の指標として利用される。

器具操作　巻尺を使用し，被検者は左右の踵を合わせ，背すじを伸ばした自然な立位で，肩の力をぬき上肢を自然に下垂する姿勢を保つ。

　上腕囲は，肘を曲げた状態における肩峰と肘頭の中央の位置（上腕二頭筋の最も膨張しているところ，すなわち最大囲）の高さの上腕の水平周長を計測する（図7-2-b）。

　下腿囲は，被検者は両脚を少し開いた立位で，前方からみて下腿輪郭の幅が最も広い高さにおける下腿の水平周長を計測する（図7-2-c）。

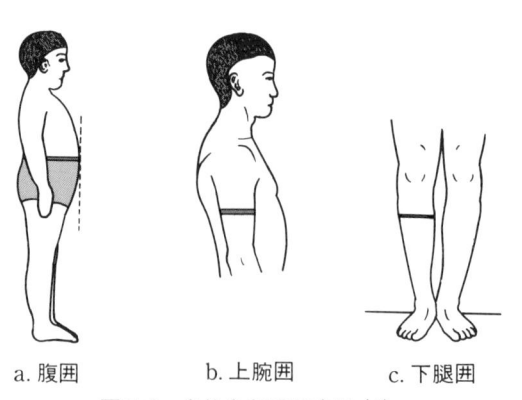

a. 腹囲　　b. 上腕囲　　c. 下腿囲

図7-2　身体各部の測定法(2)

1.7 体表面積

　身長と体重から体表面積算出図（図7-3）を利用し求める。その求め方は，身長と体重を直線で結び，体表面積を表示した直線との交点が，その人の体表面積を表す。または次式が一般に利用されている（藤本・渡辺の式：6歳以上用）。

$$体表面積 = 体重^{0.444} \times 身長^{0.663} \times 88.83$$

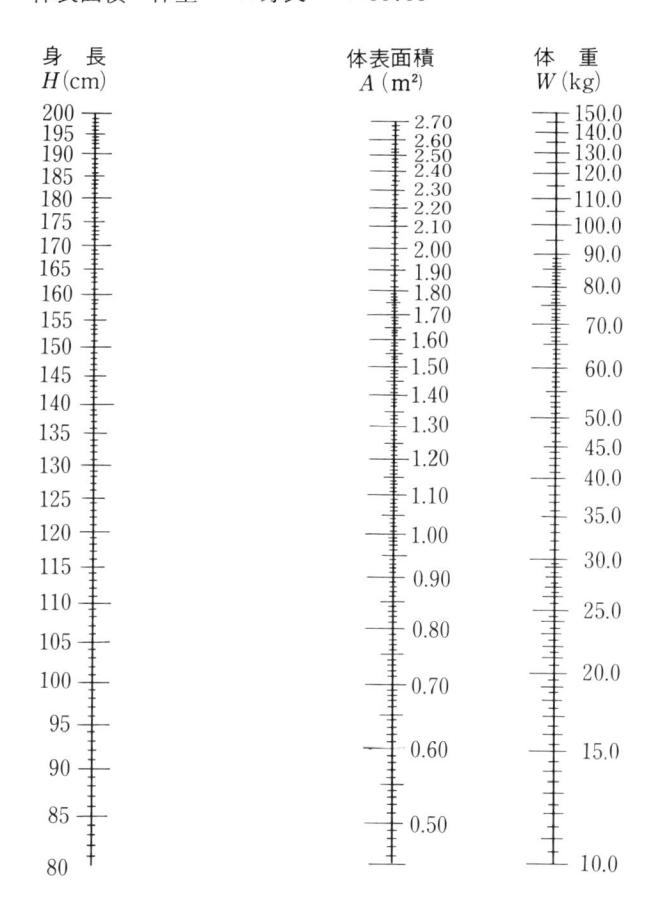

図7-3　体表面積算出図（6歳以上）

(厚生省保健医療局健康増進栄養課編：日本人の栄養所要量, 第一出版, 1984)

2. 体格指数について

個々の身体計測値だけでは，体格の実態が十分に把握比較できないので，個々の計測値を組み合わせて種々の指数を算出し，体格や栄養状態の判定に利用されている。

① **ケトレー指数 (Quetelet's index)**

体格を表す指数の一つで比体重ともいい，体重が身長に応じて発育しているかどうかを表す発育指数で，年齢とともに増加し，発育の尺度として利用できる。比体重は身長と体重の発育曲線と同様で，10～15歳までは女子の方が男子より高い。その後は加齢とともに男子の方が大きくなる。15～24歳の男子では32.2～33.8である。

$$ケトレー指数 = \{体重(kg) \div 身長(cm)\} \times 10^2$$

② **カウプ指数 (Kaup-Davenport index)**

栄養指数として用いられ，特に乳幼児期から学童期前半にかけては年齢による変動が少ないので，小児保健（生後3か月から3歳）の分野で利用される。

$$カウプ指数 = \{体重(kg) \div 身長(cm)^2\} \times 10（または10^4）$$

〈判定〉　×10の時：正常値は3か月以降は16～18，1歳児は15.5～17.5，2～3歳児は15～17，15以下を痩せ，18以上を肥満。

　　　　×10^4の時：1.00以下は消耗症，1.00～1.30は栄養失調症，1.30～1.50は痩せ，1.90～2.20は優良，2.20以上は肥満である。

③ **ローレル指数 (Rohrer's index)**

身体充実指数ともいい，身長を一辺とした立方体の中に体重という容積が，どれくらいの空間を占めるかということで密度に相当する。ローレル指数は幼児期より減少し，10～12歳で最低値となり，学童期後半以降はある程度安定する。肥満の判定に利用される。

$$ローレル指数 = \{体重(kg) \div 身長(cm)^3\} \times 10^7（または10^5）$$

〈判定〉　×10^5 の時：1.20〜1.30 は正常値，1.50 以上は肥満傾向，2.00 以上は肥満である。

　　　　　×10^7 の時：92 以下は強度痩せ型，92〜109 は痩せ型，109〜140 は中程度型，140〜156 は肥満，156 以上は強度肥満型，したがって，109以下は痩せ，140 以上は肥満である。

④　**リビ指数 (Livi's index)**

　体重を立方根に開いて一辺の長さに変え，それと身長という線の長さとの比率である。体格の発育状態を示すので，ローレル指数とほぼ同様の意味で，その値もほぼローレル指数に対応する。

$$リビ指数 = \{\sqrt[3]{体重(kg)} \div 身長(cm)\} \times 10^3$$

⑤　**ポンデラル指数 (Ponderal index)**

$$ポンデラル指数 = \{身長(cm) \div \sqrt[3]{体重(kg)}\}$$

体格指数ともいう[*1]。

⑥　**ベルベック指数 (Vervaeck's index)**

　身長，体重，胸囲の 3 要素から成り，長育と幅育の関係を示す。一般に身長が大きいほど比胸囲[*2]は低く，比体重は高めの傾向を示す。11 歳と 17 歳の時期に男女の優劣が逆転する。これは体格の発育，栄養充実関係の指数に類似する。

$$ベルベック指数 = [\{体重(kg) + 胸囲(cm)\} \div 身長(cm)] \times 10^2$$
$$= 比体重 \times 比胸囲$$

〈判定〉　74〜81.9 は狭身型，82〜92.2 は広身型，92.3 以上は肥満型である。

[*1] 理論的にはローレル指数と全く同一のものである。身長の割に体重が多い場合，値は小さくなる。

[*2] 比胸囲 = {胸囲(cm) ÷ 身長(cm)} × 100 は身体の縦横の発育の比率を示す。
　比座高 = {座高(cm) ÷ 身長(cm)} × 100 は上体の発育状態を示す。

3. 肥満について

　肥満は「貯蔵脂肪組織の量が異常に増加した状態」といえる。したがって，通常は体重が異常に増加した状態であるが，スポーツマンのように筋肉隆々としたヒトは体重は増加しているが肥満とはいわない。
　体脂肪量の測定がよい判定基準であるが，この測定は面倒なので通常は身長と体重との関係や皮下脂肪厚で判定されることが多い。

3.1　身体の組成

　身体の組成は脂肪，水分，固型物より構成されている。正常人では脂肪は体重の約15～20％，水分は60％，固型分は20～25％を占めている。水分と固型分を合わせたものを除脂肪体重（Lean Body Mass；LBM，または Fat Free Mass；FFM）という。図7-4に示すように同一体重の正常者，肥満者，痩せているヒトを比べると，肥満者では脂肪増加のため水分の占める割合は小となり，LBMが等しいときでは肥満者の脂肪量は正常者に比べ増加し，水分の体重に対する割合は小さくなることになる。

3.2　肥満の判定

（1）身長と体重から

　肥満の程度は標準体重に対して，どのくらい増加しているかを求める。この標準体重の求め方にはいくつかの方法がある。主に利用されるものにブローカ指数（Broca's index）があり，ブローカ指数＝身長－100　で表される。
　ただし日本人では，身長165cmまでは　身長－105　を，165cm以上では　身長－110　を利用するか，あるいは（身長－100）×0.9　が妥当といわれている。

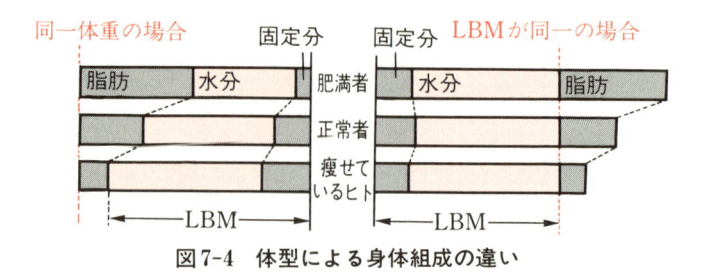

図7-4　体型による身体組成の違い

3. 肥満について

表7-1 肥満と痩せの判定表（20〜29歳）

身長(cm)	男 痩せすぎ 10%	男 痩せぎみ 25%	男 ふつう 50%	男 ふとりぎみ 75%	男 ふとりすぎ 90%	女 痩せすぎ 10%	女 痩せぎみ 25%	女 ふつう 50%	女 ふとりぎみ 75%	女 ふとりすぎ 90%
130	33.6	36.1	39.1	42.3	45.4	32.5	35.1	38.2	41.6	44.9
132	34.4	37.0	40.0	43.3	46.5	33.2	35.9	39.0	42.5	45.9
134	35.3	37.9	41.0	44.3	47.6	34.0	36.7	39.9	43.5	46.9
136	36.1	38.8	41.9	45.4	48.8	34.7	37.5	40.8	44.4	47.9
138	36.9	39.7	42.9	46.5	49.9	35.5	38.3	41.7	45.4	49.0
140	37.8	40.6	44.0	47.6	51.1	36.3	39.2	42.6	46.4	50.1
142	38.7	41.6	45.0	48.7	52.3	37.1	40.0	43.6	47.5	51.2
144	39.6	42.6	46.1	49.9	53.6	37.9	40.9	44.6	48.5	52.4
146	40.6	43.6	47.2	51.1	54.8	38.8	41.8	45.6	49.6	53.5
148	41.6	44.6	48.3	52.3	56.1	39.6	42.8	46.6	50.7	54.7
150	42.5	45.7	49.5	53.5	57.5	40.5	43.7	47.6	51.8	55.9
152	43.6	46.8	50.6	54.8	58.8	41.4	44.7	48.7	53.0	57.2
154	44.6	47.9	51.8	56.1	60.2	42.3	45.7	49.7	54.2	58.5
156	45.7	49.0	53.1	57.4	61.7	43.3	46.7	50.9	55.4	59.8
158	46.7	50.2	54.3	58.8	63.1	44.2	47.8	52.0	56.6	61.1
160	47.9	51.4	55.6	60.2	64.6	45.2	48.8	53.1	57.9	62.5
162	49.0	52.6	56.9	61.6	66.2	46.2	49.9	54.3	59.2	63.9
164	50.2	53.9	58.3	63.1	67.8	47.3	51.0	55.5	60.5	65.3
166	51.4	55.1	59.7	64.6	69.4	48.3	52.2	56.8	61.8	66.7
168	52.6	56.5	61.1	66.1	71.0	49.4	53.3	58.0	63.2	68.2
170	53.8	57.8	62.6	67.7	72.7	50.5	54.5	59.3	64.6	69.7
172	55.1	59.2	64.0	69.3	74.4	51.6	55.7	60.7	66.0	71.3
174	56.4	60.6	65.6	71.0	76.2	52.8	57.0	62.0	67.5	72.9
176	57.8	62.0	67.1	72.7	78.0	53.9	58.2	63.4	69.0	74.5
178	59.1	63.5	68.7	74.4	79.9	55.1	59.5	64.8	70.6	76.2
180	60.5	65.0	70.4	76.2	81.8	56.4	60.9	66.3	72.1	77.9
182	62.0	66.6	72.0	78.0	83.7	57.6	62.2	67.7	73.7	79.6
184	63.5	68.1	73.8	79.8	85.7	58.9	63.6	69.2	75.4	81.4
186	65.0	69.8	75.5	81.7	87.8	60.2	65.0	70.8	77.1	83.2
188	66.5	71.4	77.3	83.7	89.8	61.6	66.5	72.4	78.8	85.0
190	68.1	73.1	79.1	85.7	92.0	62.9	67.9	74.0	80.5	86.9

体重（kg）

（厚生省, 1986）

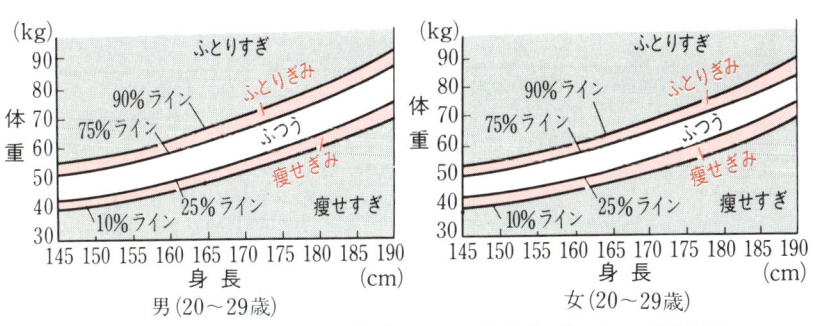

図7-5 肥満と痩せの判定図（資料：厚生省「肥満と痩せの判定表」）

これらの標準体重より，次式によって肥満度（％）が算出される。

$$肥満度（％）＝\{（測定体重－標準体重）÷標準体重\}×100$$

〈判定〉 ±10％は正常，10～19％は軽度肥満（体重増加），20％以上は肥満，25～29％は中程度肥満，30％以上は高度肥満である。

日本人の肥満判定に利用される資料として性別，年齢別，身長別体重が1986年に発表された厚生省健康増進栄養課編の「肥満と痩せの判定図表」として表7-1と図7-5がある。本図表の目的は集団的あるいは臨床的に肥満者をスクリーニングするのに用いられる。

また，日本肥満学会は$(身長 m)^2×22$を標準体重と提唱している。

（2） 肥満指数 (Body Mass Index, BMI)

最近，国際的に成人の肥満判定にBMIが用いられるようになってきた。

$$BMI＝[体重（kg）÷（身長 m）^2]$$

〈判定〉 18.5未満・低体重，18.5以上25未満・普通，25以上・肥満（1～4度に分類）である（日本肥満学会，1999）。

（3） 体脂肪から

肥満とは体脂肪の過剰蓄積であるから，体脂肪による肥満の判定法が最も合理的な方法である。体脂肪量の測定法は表7-2に示す方法がある。このうち体比重（体密度）の測定法が一般的であり，体密度から体脂肪比を求めるBrozekの式が知られている。

$$体脂肪比（％）＝\{（4.570÷体密度D）－4.142\}×100$$

体密度を求めるには，体密度と皮下脂肪厚との関係から得られた回帰式（予知

表7-2 体脂肪量の測定

体水分量による方法	LBM 中の水分量を平均 73.2％とし，体水分量を実測する方法。
体比重による方法	体脂質および LBM の比重を一定とみなし，体比重を測定して求める方法。水中体重法と皮厚測定法がある。
^{40}K 測定による方法	カリウムは LBM 中にのみ存在し，その平均濃度を男子68.1mE/kg，女子64.2 mE/kgとし，天然 K 中に放射性 K(^{40}K) が 0.02％存在することを利用し，後者を Human Counter によって実測する方法。
インピーダンス法	LBM 部分と脂質部分の電気伝導度が異なることを利用して測定する方法。

（小池五郎編：解剖生理学；建帛社，1997）

3. 肥満について

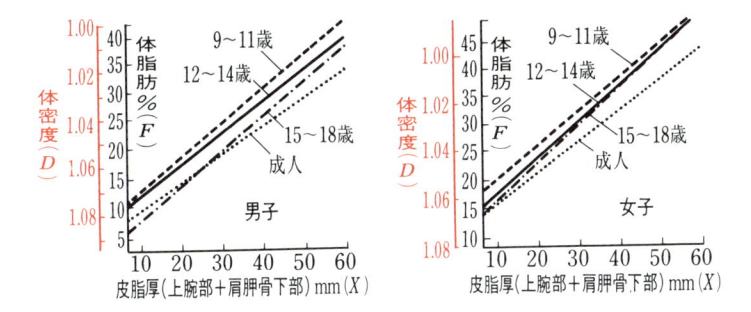

皮脂厚測定値より体密度を決定する回帰式

年　齢	男　子	女　子
9～11歳	$D = 1.0879 - 0.00151X$	$D = 1.0794 - 0.00142X$
12～14歳	$D = 1.0868 - 0.00133X$	$D = 1.0888 - 0.00153X$
15～18歳	$D = 1.0977 - 0.00146X$	$D = 1.0931 - 0.00160X$
成　人	$D = 1.0913 - 0.00116X$	$D = 1.0897 - 0.00133X$

（X：皮脂厚〔上腕背側部＋肩甲骨下部〕mm，D：体密度）

（長嶺晋吉：日本医歯会雑誌，1980）

$$F(\%) = \{(4.570/D) - 4.142\} \times 100 \quad (\text{Brozek}, 1963)$$

図7－6　皮脂厚からの体密度および体脂肪の見積り

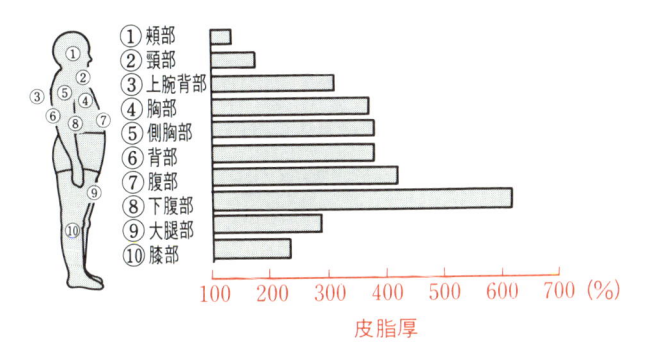

① 頬部
② 頸部
③ 上腕背部
④ 胸部
⑤ 側胸部
⑥ 背部
⑦ 腹部
⑧ 下腹部
⑨ 大腿部
⑩ 膝部

皮脂厚

非肥満者の皮下脂肪の厚さを100％としたときの肥満者の相対値。人物像中の番号は測定部位を示す。

図7-7　皮脂厚

（北川薫：肥満者の脂肪量と体力，杏林書院，1984）

表7-3 体脂肪比による肥満の判定基準

		軽度肥満	中等度肥満	高度肥満
男子（全年齢）		20%～	25%～	30%～
女子	14歳以下	25%～	30%～	35%～
	15歳以上成人	30%～	35%～	40%～

（長嶺）

式)を用いて，皮脂厚の値から算出する方法が広く利用されている(図7-6)。

肥満による皮脂厚の増加は身体の部位によって異なる（図7-7）が，体密度との相関が強い部位は上腕背部，肩甲骨下部（背部），腹部である。一般に上腕背部と肩甲骨下部の皮脂厚の合計値から体密度を求め，さらに体脂肪比を算出する。肥満を判定する体脂肪比の基準は表7-3のごとくである。

4. 皮下脂肪厚（皮脂厚）の測定

目的 栄研式皮脂厚計を用いて身体各部の皮下脂肪厚を測定し，上腕背部と肩甲骨下部の皮脂厚の合計値から体脂肪比，体脂肪量，除脂肪体重などを算出する。またWHO，FAOの身体計測委員会では皮脂肪厚を栄養状態判定の指標としている。

操作 被験者は左右の踵を合わせ，背すじを伸ばし肩の力をぬき，上腕を自然に下垂し立位とする。

① まず皮脂厚計の説明書に従い，付属の分銅を用いて一定圧（10 g／mm^2）に調整し，指針が0に合っていることを確認する。合っていないときはリングを回して合わせる（図7-8, 9）。

② 上腕の場合は，上腕の後面，肘頭のまっすぐ上方で，上腕囲レベル（肘を曲げた状態で肩峰と肘頭下縁の中央）を長軸に平行につまみ上げる（図7-10）。肩甲骨下部の場合は，肩甲骨下角の直下でやや斜め下方（約45°）につまみ上げる（図7-11）。

③ つまんだ位置より1cm離れたところに皮脂厚計を当てる。このとき皮脂厚計はつまみの軸に直角になるように当てる。

4. 皮下脂肪厚（皮脂厚）の測定 115

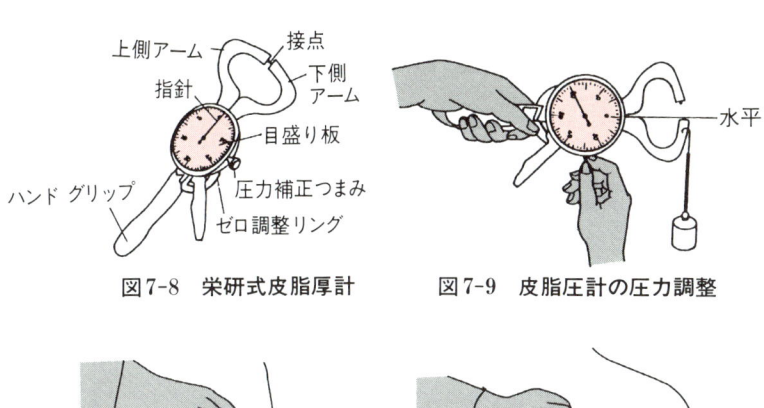

図7-8 栄研式皮脂厚計

図7-9 皮脂圧計の圧力調整

図7-10 上腕部背の測定

図7-11 肩甲骨下部の測定

④ 2秒以内にすばやく目盛りを読む。
⑤ 測定を数回繰り返して，測定値がほぼ一定であることを確かめる。

● **体脂肪率，体脂肪量，除脂肪体重の算出法**

① 上腕背部および肩甲骨下部の皮脂厚の合計値（x mm）から図7-6の予知式を用いて体密度（D）を求める。または19歳以上の成人の時，男性では$D=1.092-0.0012x$，女性では$D=1.090-0.0013x$からDを求める。
② 体脂肪率（％）は体密度（D）からBrozek式により体脂肪率（％）を求める。
③ 体脂肪量（kg），除脂肪体重（kg）は次式よりそれぞれ求める。

$$体脂肪量(kg) = \{体脂肪比 \div 100\} \times 体重(kg)$$

$$除脂肪体重(kg) = 体重(kg) - 体脂肪量(kg)$$

第7章 身体計測に関する実験

◎付　表

身 体 測 定 記 録

身　　長	cm	比　体　重	$\dfrac{体重(kg)}{身長(cm)} \times 100$	
体　　重	kg	比　胸　囲	$\dfrac{胸囲(cm)}{身長(cm)} \times 100$	
体表面積	m²	比　座　高	$\dfrac{座高(cm)}{身長(cm)} \times 100$	
座　　高	cm	カウプ指数	$\dfrac{体重\ kg}{(身長\ cm)^2} \times 10$	
胸　　囲	cm	ローレル指数	$\dfrac{体重\ kg}{(身長\ cm)^3} \times 10^7$	
腹　　囲	cm	リビ指数	$\dfrac{\sqrt[3]{体重\ kg}}{身長\ cm} \times 10^2$	
上腕囲	cm	ポンデラル指数	$\dfrac{身長\ cm}{\sqrt[3]{体重\ kg}}$	
下腿囲	cm	ブローカ指数 $\{身長(cm)-100\} \times 0.9$		
		肥満度{(測定体重－標準体重)÷標準体重}×100		%
		ＢＭＩ　体重(kg)÷(身長 m)²		

厚生省「肥満と痩せの判定表」による肥満の判定	

皮脂厚 mm	上腕背部	肩甲骨下部	臍　部
1回			
2回			
3回			
平均			

皮脂厚（上腕背部＋肩甲骨下部）	mm
（式を記入） 体密度 $D=$	
体脂肪比 $F = \{(4.570/D) - 4.142\} \times 100$	%
体脂肪量 $= F/100 \times$ 体重(kg)	kg
除脂肪体重 ＝ 体重(kg) － 体脂肪量(kg)	kg

学年・クラス	番　号	氏　名

第8章
感覚に関する実験

　視覚，嗅覚，聴覚，味覚および皮膚感覚（触・圧，痛，温，冷）の感覚を五感（官）とよぶ。感覚は中枢神経系に対して，体の内部環境・外部環境の変化を伝え，反射的に個体の安全を守り内部環境の保持に役立っている。

　ここでは，生じる感覚の大小の判別閾と刺激の強度の関係にみられるウェーバー（Weber）の法則，食に関係する味覚，視覚の残像と融合に関するフリッカー試験（Flicker test）（疲労度の検査にも利用される），皮膚感覚の一つである触覚を使っての二点閾値の測定（これも疲労判定に利用される）などを行い，感覚の性質を考えてみたい。

1. ウェーバーの法則

目的　　感覚刺激と感覚興奮に関するウェーバー（Weber）の法則（重量感覚）について実験を行う。

器具　　500ml容ビーカー2個，10ml容ピペット1本，上皿天秤，50ml容メスシリンダー，手ぬぐい（目かくし用）

実験方法
① 被験者と検者に分かれて行う。
② 被験者は目かくしをする。
③ 500ml容ビーカー2個に，それぞれ50mlの水を入れて上皿天秤で等重量とする。これをビーカーA，ビーカーBとする。
④ ビーカーA，Bを被験者の左右の手のひらに載せる。
⑤ 被験者は手を少し上下させながら，左右のビーカーを交換したりして両ビーカーの重さが等しいとの感覚が得られたら実験を始める。
⑥ ビーカーAの重さを基本重量 R とする。

⑦　ビーカーBに水を少しずつ増量していき[*1]，被験者がBの重さに差を感じ始めたとき，その重量を測る。

⑧　これを数回繰り返して平均値を知り，増した場合の識別閾値を ΔR_1 とする。

⑨　③，④，⑤と同様にしてビーカーBの水を減らし，双方の差を感じ始めたときの重量を測る。

⑩　これを数回繰り返して，減らした場合の識別閾値を ΔR_2 とする。

⑪　基本重量Rを変化させて，以上の順序で測定を試みる。

⑫　Rを横軸に，$\Delta R/R$を縦軸にとってグラフに示してみると，重量感覚におけるウェーバーの法則の適用範囲を求めることができる。

2. 味　　覚

2.1　口腔部位による味覚の相違

目的　舌および口腔内の各部位で，基本的味覚として考えられている，甘味，酸味，鹹（塩）味，苦味，旨味について，どの部位がよく感じるかを実験する。

試薬　5％ショ糖溶液，10％食塩水，1％酢酸溶液，0.5％硫酸キニーネ溶液，2％グルタミン酸ナトリウム溶液。

器具　200～300m*l*容ピペット付びん5個（ビーカー5個，先端の細い駒込ピペットでもよい），うがい用コップ（学生1人に1個），脱脂綿（舌を拭くので1人当り数枚）。

操作　①　2人で被験者と検者とに分かれて，交互に行う。
　　　　②　甘，鹹，酸，苦，旨味の順に行う。
　　　　③　被験者に蒸留水でうがいをさせた後に，舌および口内を脱脂綿で軽く押し拭きし準備する。

[*1] 重さの感覚に対する順応と疲労を避けるために，水を増減するときは手のひらからビーカーを下して行うのがよい。

2. 味　覚

④　被験者に力を抜いて口を大きく開かせ，舌を動かさないように注意し約束させる。

⑤　検者は試験溶液をピペットに吸い上げ，舌の根部，中央部，左右の辺縁，舌先，左右の頬内面，口蓋面に1滴ずつ滴下し，その都度筆談で答を求める（ピペット先端を軽く接触させて，拡散を防止しながら行うのがよい）。

⑥　一つの溶液が終わる毎にうがいし，脱脂綿で拭わせてから次の溶液に移る。

⑦　それぞれの結果をまとめてみる。

> ●参考　舌の感受性
>
> 　甘味は舌の尖端，酸味は側縁，苦味は舌根で最も感じやすく，鹹味はやや平等に広く，旨味は全体で感じられる。
>
> 　この事実から味の感受性が味蕾（みらい）によって異なるものであることが理解される。例えば茸状乳頭で各種の物質に対する感受性を調べると，砂糖（甘）あるいはキニーネ（苦）は感じるが，酒石酸には感じないものがあり，2種以上の感覚を起こすものもあり，まったく無感覚なものもある。したがって，同一物質でも部位が異なれば味もまた多少異なることになる。
>
> 　　　酸味　　　　鹹味　　　　甘味　　　　苦味
>
> 黒く塗った所が最も敏感で，格子縞部，斜線部，点を打った部分が順次これに続き，中央の白い部分はほとんど味を感じない。
>
> **図8-1　舌の表面各部の味の敏感度**

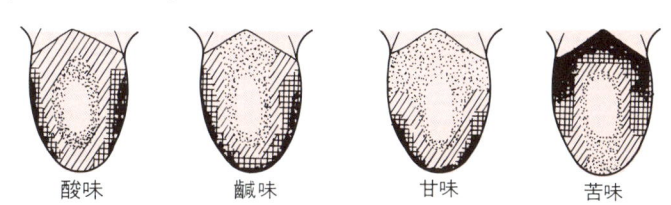

2.2　味覚閾値の決定

　閾値（いきち）とは，ある興奮を起こさせるために必要な最小刺激の強さをいうが，感覚の場合は2つに分けられる。無刺激時と何か変わったなという強さを一般閾といい，さらに刺激を強めていくと，その感覚刺激が何であるかと特定できるようになる時の最低刺激を特殊閾（弁別閾）とよぶ。

第8章 感覚に関する実験

目 的　各溶液の特殊閾を求める。

試 薬　1.5％ショ糖溶液, 0.5％食塩水, 0.03％酢酸溶液, 0.001％硫酸キニーネ溶液, 0.1％グルタミン酸ナトリウム溶液

器 具　200～300 ml ピペット付びん 21個, 駒込ピペット 6本, メスシリンダー（50ml容）5個, 試験管 21本, うがい用コップ 2個

検液の調製　上記の試薬を原液として, それぞれを, A, B, C, D, Eとする。原液A～Eについて, 各々次の4段階の濃度の検液を調製し, A_1～A_4, B_1～B_4, C_1～C_4, D_1～D_4, E_1～E_4 とする。ラベルに書いてピペット付びんに貼付する。蒸留水をFとする。

　検液1：　原液を 10 ml ＋ 蒸留水 40 ml
　検液2：　原液を 15 ml ＋ 蒸留水 35 ml
　検液3：　原液を 20 ml ＋ 蒸留水 30 ml
　検液4：　原液を 25 ml ＋ 蒸留水 25 ml

それぞれの検液濃度は, 次のようになる。

表8-1　検液の濃度（単位％）

検液	ショ糖 (A)	酢 酸 (B)	食塩水 (C)	硫酸キニーネ (D)	グルタミン酸ナトリウム(E)
1	0.30	0.006	0.10	0.0002	0.02
2	0.45	0.009	0.15	0.0003	0.03
3	0.60	0.012	0.20	0.0004	0.04
4	0.75	0.015	0.25	0.0005	0.05

操 作
① 各自専用のコップを用いて, 蒸留水で口をよくすすぎ脱脂綿で拭う。
② A～Fの検液について最も薄い溶液（検液1）から, 10mlをとる（注射液を用いるのもよい）。一気に口に含み口中をめぐらし5秒間そのままにし, ついで吐き出して判定し結果を記入する。
③ 蒸留水で口をすすぎ, 同系列の次に薄い液（検液2）について同様に判定する。

2. 味　覚

●判定結果

検　液	A	B	C	D	E	F
1						
2						
3						
4						
確認した味						

判定基準
- a：水と変わらない
- b：何か水と違った味がするが，特定できない。一般閾
- c：かすかに○味が感じる（自信がもてない）。
- d：弱い○味を感じる（かなり自信がもてる）。特殊閾・弁別閾
- e：はっきりと○味を感じる（間違いではない）。（確認）

2.3　味覚閾値におよぼす温度の影響

検液は前記の溶液を使用する。

器　具　　前項の器具の他に，湯浴　1個，ガスバーナー一式（検液を温めるため），氷（検液を冷却するのに使用），温度計　1本

操　作
① 湯浴に必要な温度の水を用意し，検液をこの中に浸しておく。
② 検水濃度は前項の実験で得た濃度を中心にして，順次実施する。
③ 口をうがいする蒸留水の温度は，常に37℃にして用いる。
④ 実験の結果を次図に書き入れる。

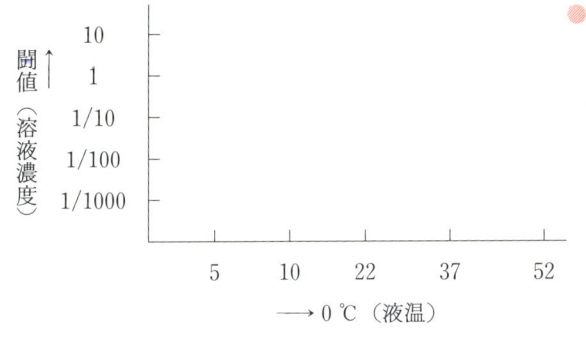

閾値（溶液濃度）
- 10
- 1
- 1/10
- 1/100
- 1/1000

⟶ 0℃（液温）　5　10　22　37　52

●参考　A％の溶液をB％にするためには，A％の溶液をB（％）とり，これをA（％）にする。例えば，1％の溶液を0.1％にするには，1％の溶液を0.1 mlとり，これに蒸留水を加えて1 mlとすればよい。

2.4 食塩水とショ糖溶液の継時（接次）対比

目的 ショ糖溶液によって起こる甘味感覚が，食塩水で先に興奮を起こさせた後に，継時的に甘味刺激を行う時，その閾値がどのように変化するかを確かめる。

試薬 ショ糖溶液 0.2％，0.4％，0.6％，0.8％，1.0％
食塩水 0.5％，1％，2％，4％，8％

器具 ピペット付びん（ビーカー，試験管でもよい），コップ，脱脂綿，恒温水槽（37℃）または湯浴，バーナー，温度計

操作
① 37℃の蒸留水で口をすすぎ，舌表面を脱脂綿で拭う。
② あらかじめ37℃に保温しておいた0.5％食塩水 10 ml を口に含んで直ちに吐き出し，ついで同温度の0.2％のショ糖溶液 10 ml を口に含み，甘味を感じるか否かを確かめる。
③ 甘味閾値に達しない場合は，蒸留水で再び口をすすぎ，他の濃度のショ糖溶液（0.4～1.0％）について順次行い，閾値を求める。
④ 1％～8％食塩水についても閾値を求め比較する。
⑤ 結果を次の図に記入する。

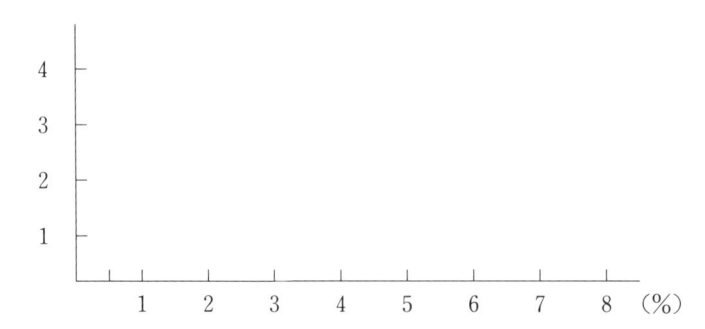

3. フリッカー試験

断続する光が連続光として見えるか（光感覚の融合），断続光として見えるかの境界の弁別閾値を求め，その時の断続（回転）回数をCPS（cycle per second) の単位で表したものをフリッカー値 (Flicker value) という。作業前と作業後のこれを比較することによって疲労の程度を知ることができる。

フリッカー値が高い (大きい) ことは，それだけ "ちらつき" の弁別が良くできているということで，フリッカー値の高低は大脳皮質の活動水準に対応していると考えてよい。

フリッカー値の測定にはフリッカー計を用いて行う。その構造はメーカーにより若干の相違があるが，構造の原理を図 8-2 に示す。

操作　実験室備えつけの機械の取扱い説明書によって準備する。
① 被験者と検者に分かれて実験を進める。
② 操作手順に慣れるまでは乱れが大きいので，練習してから測定に入る。
③ 安静時のフリッカー値を求める。
④ 運動，読書など一定の作業を工夫して行い，直ちに測定して，③の安静時の値と比較してみる。

4. 触覚による同時閾の測定

目的　ごく微小な範囲で皮膚上の 2 点に同時に触れて，2 点と識別できる最短距離である 2 点閾値を求める，部位により 2 点閾値に差のあることを確かめ，さらにその理由を考えてみよう。

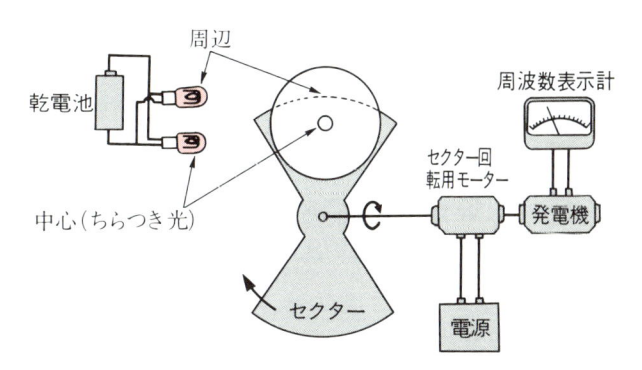

図 8-2　フリッカー計基本構造

第8章 感覚に関する実験

器具 スピアマン式触覚計（ノギス，コンパス・スケールでもよい）

操作
① 2人1組で実験を行う。
② いずれかの指頭と手の甲にマーカーで1本の線を引き，その線上に1点だけ印をつける。
③ 被験者は目を閉じるか，目かくしをする。
④ 印を付した点に一方の触針を触れ，ついで他の1本の触針を先の針と密着させて触れる，この場合いずれの時も1点と感じたことを確認する。
⑤ 印をつけた方を基準として触針を少しずつ開いて，2つの触針に均等の圧をかけ同時に皮膚に触れ，確かめながら2点と感じる最小の距離（同時閾[*1]という）を求める。
⑥ 続いて逆に触針をせばめていき，同じく2点と感じる最小の距離を求める。これを2回繰り返してその平均値を求め，2点閾値とする。
⑦ 眼の高さで"もみあげ"前方の点で2点閾値を求め，一定の運動（作業）後に再び同位置での2点閾値を求め比較してみよ。
⑧ 前項で行ったフリッカー値との関連を求めてみよ。

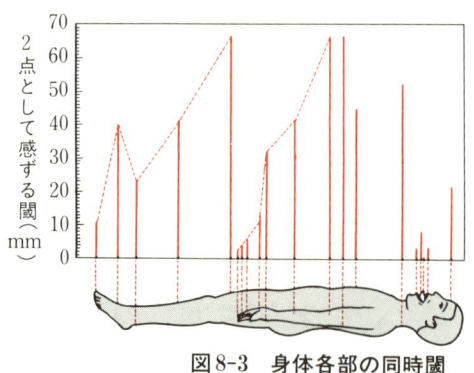

背の中央	67.1mm
上腕	67.1mm
大腿	67.1mm
手背	31.6mm
手掌	11.3mm
指頭	2.3mm
舌端	1.1mm

図8-3　身体各部の同時閾

[*1] 皮膚面上の接近した2点が同時に軽く圧せられた時，2点の距離が余りに小さいと両刺激点の感覚は融合して1点として感じる。この時2点を2点として感じるための2点間の最小距離を同時閾あるいは空間閾という。同時閾は練習によって小さくなる。また，肉体的・精神的疲労によって大きくなるので疲労を判定する方法としても応用される。

第9章
体温に関する実験

　体温とは，正確に表現すると身体中心部（体幹部）の温度をいう。体温がほぼ恒温に保たれるのは，体内における体熱の産生と，この熱の体外への放出（放散）の平衡が保たれているからである。
　体温の調節は，いくつかの機構によって制御されるが，最も重要な部分は，視床下部に存在する体温調節中枢である。暑熱に対して反応する中枢（視床下部前部）と寒冷に対して反応する中枢（視床下部後部）が，副腎ホルモン，甲状腺ホルモンなどと相互に機能しあい体温を一定に保っている。この他，延髄，脊髄，大脳皮質も体温調節に影響を与えている。

1. 体温測定

　身体内部温度は部位によって差がある。しかし，頭部や体幹の中心部は外気温に影響されず恒温に保たれているので，体温の測定の目的はこれら核心部のすなわち，左心室から出る大動脈の温度を求めることになるが，これは日常的には不可能であるので一般に測定しやすい場所で，比較的身体内部の温度を把握しやすい腋窩温，口腔（舌下）温，直腸温が利用される。
　健康時の体温（一般にいう平熱）には，個人差が多く認められる。宮川ら[1]は健康な18～22歳女子学生について測定(20分まで観察)を行い，腋窩温36.88±0.35℃，口腔温37.11±0.29℃の結果を得ている。また，田坂ら[2]は，健康青年男女の腋窩温測定結果から，平均値は36.89±0.342℃，また，37℃以上を示した人が約40%であったことから，37℃を越えたからといって無条件に微熱と決められないと指摘している。したがって，健康時の体温の平均値から0.5℃以上の差がある場合は，一応体温の異常とみなすことができる。

第9章 体温に関する実験

表9-1 健康時の体温

報告者 (発表年)	年齢	平均±標準偏差 (℃)		
		腋窩温	口腔温	直腸温
文部省総合科学研究季節生理班：小林収[1] (1957)	乳児 2～3歳 4～5歳 6～9歳 10歳以上	37.09± 0.33 37.08± 0.35 37.12± 0.33 37.06± 0.38 37.01± 0.31	 37.34± 0.34 37.33± 0.34 37.16± 0.31 37.16± 0.31	37.55+ 0.30 37.42± 0.32 37.57± 0.33 37.43± 0.23 37.46± 0.17
田坂定孝他[2] (1957)	10～50歳前後	36.89± 0.34		
入來正躬他[3] (1975)	65歳以上の老人	36.66± 0.42		

(1) 日新医学：44(9), 1957.（分散を標準偏差に修正）　　(2) 日新医学：44(12), 1957.
(3) 日本老年医学会雑誌：12(3), 1975.

(天野：からだの科学, 127, 日本評論社, 1986)

目的

① 安静時の体温（平熱）を正確に測定し，自らの健康時の体温を知る。

② 体温計の指示温度が平衡に達するのに要する時間を測定（ストップウオッチ）する。

③ 腋窩温と口腔温の温度差ならびに平衡温に達する時間を観察する。

④ ガラス製体温計（水銀）と電子体温計でそれぞれ体温を測定し，その経過および結果を比較し特徴を知る。

器具　体温計（ガラス製，電子）の他に，熱電対やサーミスター温度計，サーモグラフィ（熱像法）などがある。

① ガラス製体温計（水銀）：構造上，平型と棒状（基礎体温計）に分けられる（図9-1）。国家検定を受け公差（許容される誤差）は，平型は±0.10℃，棒状は±0.05℃である。

計量器検定検査規則によって，37℃が赤字表示になっている。

② 電子体温計（図9-2）：電気量に変換する素子（サーミスター）と電子回路の接続によって体温を測定するものをいう。予測式（推測式），実測式（直示式）と，両者を測定できるものが市販されている。また，腋窩用，口腔用，耳用がある。

図9-1　ガラス製体温計

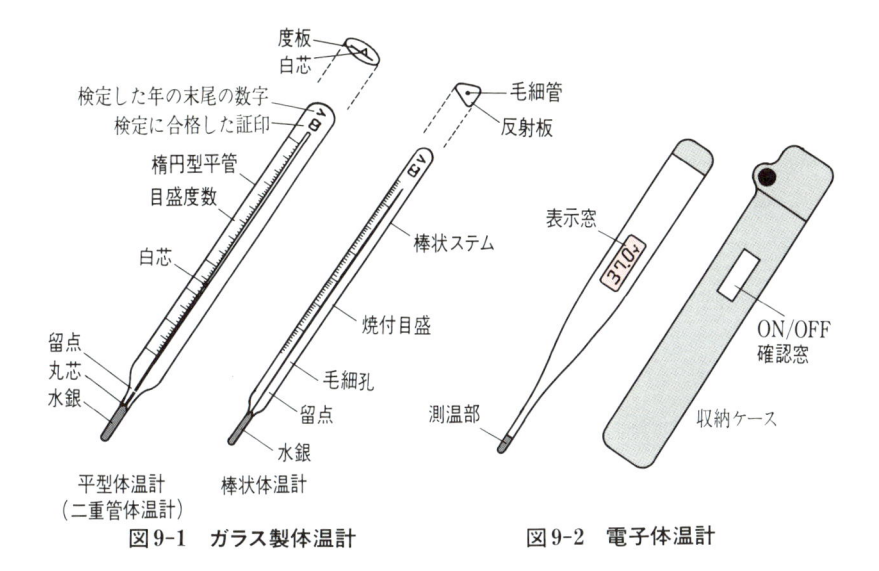

図9-2　電子体温計

　予測式は平衡温（これ以上体温計の示度が上がらない温度）に達しないうちに，それまでの出力値を換算し，統計的に求められた「上のせ量」を加算して予測値を体温として表示する方式で，時間は短縮されるが精度に問題があるとの指摘もみられる。

　実測式は体熱と平衡する感温部の温度を体温として直接表示する方式である。0.1℃の精度をみるにはガラス製体温計と同じ測定時間が必要である。

　1989年5月にJIS（日本工業規格）が制定された。予測値の想定誤差は，±0.2℃となっている。

2. 腋窩温の測定

　腋窩は，大胸筋と広背筋にはさまれた開放腔である（図9-3）。腋窩の深部（凹部）が最高の温度を示すので，体温計の水銀部は腋窩の真ん中よりも，ほんの少し前の方に置くことが必要である。すなわち，体温計を前下方から後上方に向けて挿入し，体温計の半分以上が腋窩に挟まれることが必要である。

次に，腋窩温の作られる過程を，図9-4に示す。8～10分を過ぎるころから体温計の示度はほぼ一定の温度を示すようになる。体温はこの一定になった時の温度を測定することであるから，少なくとも10分以上の時間を必要とする。

| 器具 | ガラス製体温計，電子体温計，カット綿，ストップウオッチ |
| 試薬 | 消毒用アルコール：0.1％グルコン酸クロルヘキシジン液など。 |

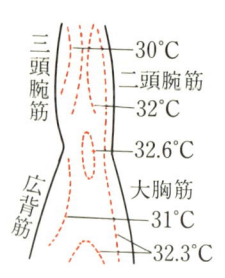

図9-3 腋窩温の分布（三頭腕筋 30℃，二頭腕筋 32℃，32.6℃，広背筋，大胸筋 31℃，32.3℃）

方法 （1） 体温計の準備

(1) ガラス製体温計：体温計の破損，水銀柱に切れのないことを確認の上，水銀の示度が35℃以下になっていることを確かめる。

(2) 電子体温計：取扱い説明書により，正しく作動することを確認する。

（2） 測定の準備

① 腋窩の汗をよく拭きとる。しかし，一度挿入したら途中では汗を拭かずに所要時間まで腋窩を密閉にしておく[*1]。

② 心身の安静を保つ。

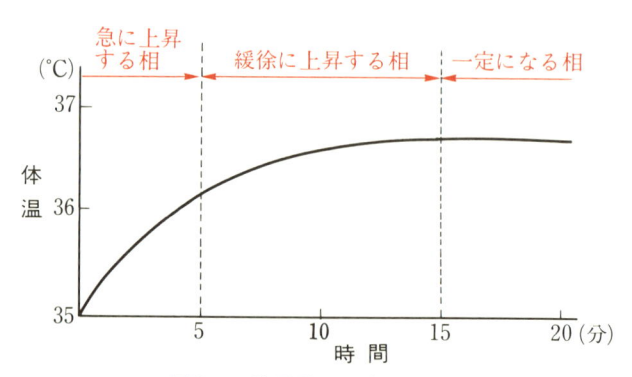

図9-4 体温計の示度と測定時間（急に上昇する相／緩徐に上昇する相／一定になる相）

[*1] 理由は，腋窩を開放すると皮膚が冷えること，汗をそのままにしておいても自然に温められること，腋窩の発汗には精神的因子が関与することなどによる。

（3） 測　　定

(1) 水銀体温計

① 水銀球部を腋窩の中央部よりやや前方に当て，体温計頭部が体軸に45度の角度になるように挿入する（図9-5）。
② 肘関節を軽く曲げ，前腕内側を側胸部につける。
③ 反対の手で体温計がずれないように押さえる。
④ 測定を開始する。1分ごとに体温計の示度を読みとりながら，15〜20分間測定する。この時，体温計を腋窩から取り出さず挟んだままの状態で体温計示度を読む（鏡に写すか，協力者に頼む）。
⑤ 体温計を消毒する。
⑥ 水銀示度を，35℃以下に下げる。

(2) 電子体温計

① 測温部を正しく腋窩に挟む（水銀体温計の測定①②③）。
② 予測温，実測温を読みとる。
③ 測温部を消毒する。
④ 収納ケースに収める。

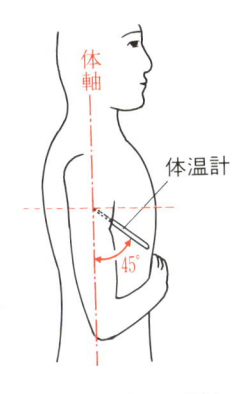

図9-5　腋窩温の測定

体温計の準備
↓
測定の準備
↓
測定
←1分ごとに15〜20分間
　体温計示度を読みとる
消毒

3. 口腔温の測定

　口腔を閉じることによって体熱の蓄積が口腔内に起こり，一定時間にほぼ恒温が得られるので，体温測定の一方法として用いられている。しかし，口腔内も部位によって温度差があるので，最も温度の安定しやすい舌下に体温計を置き，測定する[*1]。

　口腔温は腋窩温より多少温度の上昇が早く，5分位で一定の値に安定すると

---

*1　わが国では腋窩での測定が多いが，外国では口腔が多い。

いわれている。

口腔温は，口の閉鎖状態，飲食物，環境温度に影響されるので保温には注意を要する。例えば，寒い時には頰部にマフラーなどを巻いて保温する。また，冷たい飲物の直後の測定は避ける。

器　具　　腋窩温測定の項に準じる。

試　薬　　腋窩温測定の項に準じる。

方　法　（1）　体温計の準備

腋窩温の項と同じであるが口腔内に入れるので，特にガラス製体温計は，破損，ひび割れを注意深く調べる。また，体温計の清潔や消毒に十分注意することが必要である。

```
体温計の準備
　↓
測定の準備
　↓
測定
　←1分ごとに15～20分間
　　体温計示度を読みとる
　↓
消毒
```

（2）　測定の準備

①　飲料，食事，談話，喫煙，運動によって変動するので，これらの条件がなくなった後，30分以上を経てから測定することが望ましい。

②　心身の安静を保つ。

③　咳や鼻づまり，口腔や咽頭に炎症がある時は測定しない。

（3）　測　　　定

(1)　水銀体温計

①　体温計を口唇の中央から舌小帯をさけて斜めに挿入する（図9-6）。

②　歯を軽く合わせ，舌で押さえる。なお，測定中は口を閉じ鼻呼吸をする。体温計をかまない。

③　測定を開始する。1分ごとに体温計の示度を読みとり，15～20分間観察する。測定中は体温計を口腔から取り出さない。また，口を開けたり，会話をしない。

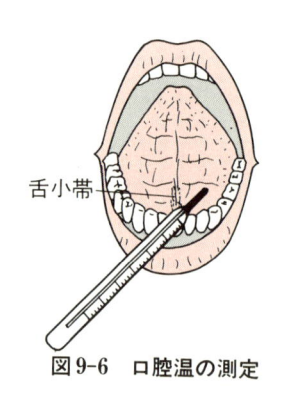

図9-6　口腔温の測定

④　体温計を消毒する。
⑤　水銀示度を，35℃以下に下げる。
(2)　電子体温計

　　口腔用を用い，上記水銀体温計に準じて測定する（①～③）。測定後，体温計を消毒し，ケースに格納する。

●参考　体温の生理的変動

①　測定部位による差

　腋窩温，口腔温，直腸温の三者では，直腸温が高く，次いで口腔温，腋窩温の順に低くなる。成人の直腸温は一般に 37～37.5℃（±0.2～0.3℃）で，口腔温は直腸温より 0.4～0.6℃低く，腋窩温は 0.8～0.9℃低いといわれる。また，口腔温と腋窩温の差は 0.2～0.5℃といわれる。

②　個人差

　同一年齢・性でも個人差は見られる。自律神経系や内分泌系の機能の差と考えられる。なお，自分自身が感じる体温の感覚は，実際の体温の高低とは一致しない（例えば，入浴後，飲食後）。

③　年齢差

　生後 6 か月までの乳児は体温調節機能の発達が不十分なため，外界の温度に左右されやすく変動しやすい。

　幼児期は成人に比べ少し高く，老人は低い。

④　日差

　体温は一日のうちで変動する。健康な人の体温は，午前 2 時から 6 時頃までは低く，午後 3 時から 8 時頃が最も高いが，その差は 1℃以内である。

⑤　季節差

　直腸温には季節変動は余りみられないが，腋窩温や口腔温には季節的変動がみられるともいわれる。すなわち，腋窩温は皮膚温との関連で，夏高く冬低い傾向があり，口腔温にもこの傾向がみられるといわれる。

⑥　食事，運動，入浴，飲酒の影響

　食物摂取後30～60分の間は，軽度に体温の上昇がみられる。特に，タンパク質食品を摂取した場合は，特異動的作用によって著しい。しかし，この上昇は一過性であり，放熱の増加により調整される。

筋肉運動や長時間の運動は，体温の一時的上昇をきたす。筋の活動によって産熱の量が増すからである。

入浴中や入浴直後体温は一過性に上昇するが，間もなく末梢の皮膚血管が拡張しているので体熱が奪われ，むしろ体温は低下する傾向である。1時間位でほぼ正常値にもどる。

アルコール摂取後は体温は下降する。その理由は，入浴後と同じである。

⑦ 基礎体温

成熟女性の体温は性周期に伴って変動する。すなわち，月経から排卵までの低温期と，排卵後から月経までの高温期の2相性を示す。

朝覚醒直後に体を動かさない状態で，基礎体温計（婦人体温計）を用いて10分以上静かに口腔温を測定し求める。

各自，自宅で測定し，その経過を知ることが大切である。

⑧ その他

精神的感動，興奮状態で体温は上昇し，安静状態，睡眠時，飢餓，厳寒の環境では下降する。

●参考文献

- 川村一男編著：解剖生理学実験，建帛社，1996
- 川村一男編著：生理学通論，建帛社，1995
- 小池五郎編著：解剖生理学，建帛社，1997
- 岡本陽子・荒井博子編著：基礎看護技術，廣川書店，1993

●引用文献

1) 宮川豊美・高梨誓子・川村一男：女子学生の体温測定について，和洋女子大学紀要第32集，1992
2) 阿部正和：看護生理学，メヂカルフレンド社，1987

第10章
ラットの解剖

　　　　　　　　ラットはマウスとともに，栄養学を始め医学・薬学，その他の研究
　　　　　　分野で用いられる。小動物を実験だからといって乱暴に取り扱っては
　　　　　　ならない。実験にあたっては動物に苦痛を与えないように配慮して実
　　　　　　施し，最終的には安楽死させる。終了後には合掌して実験動物の霊に
　　　　　　対して心から感謝の意を表さなければならない。
　　　　　　　本章ではラットの解剖を通して腹腔や胸腔を中心とした正常な諸臓
　　　　　　器の位置関係，大きさ，色調などを肉眼的に観察を行う。

1. ラットについて

1.1 ラットの生理

　ラット（Rat）はラッテ，シロネズミ，大黒ネズミなどともよばれ，ドブネズミの変種である。全身が白い毛で覆われ，眼球が赤く，比較的おとなしいので扱いやすい。しかし鋭い歯で手指を咬まれることもあるので注意を要する。
　わが国の純系ラットはウイスター（Wister）系，スプラウードウリー（Sprague Dawley）系が多い。解剖実験では安価で入手しやすいウイスター系や雑系で十分である。市販のラットで同系のものを多数購入するときは，実験計画に合わせて予定日の3～4週間前に注文すれば体重の揃ったものが入手可能である。
　一般に妊娠期間は20～24日で，1回に6～10匹，平均8匹を出産し，平均体重は5～6gである。出産後母親は羊膜，臍帯，胎盤などを食べてしまう。母親を刺激すると子ネズミを食べてしまうので注意を要する。生まれたときは無毛で，耳ぶたが穴をふさぎ眼もあいていない。体毛は4日目に生えはじめ，耳は11日目に，眼は14日目に開く。約4週後には歯がはえ，音を聞き，走り

回ったり，餌を食べ始める。2〜3か月で完全に成長し，体重は成熟した雄で500 g，雌で250〜300 g に達し，体長は雄で全長37〜60 cm，雌は39〜47 cm，尾を除くとそれぞれ20〜37 cm，20〜27 cmである。生存期間は3年で雌は雄より長生きする。

1.2 扱い方，つかみ方

つかみ方は，軍手をはめ，ラットの頭の方を手前に上から覆うように手のひらを広げてつかみ上げる。実験当日に届けられたラットは車の震動などでおびえ，構えるような姿勢をとることがあるので，片方の手のひらにのせ，体を頭から尾に向かって毛並みに沿って優しくなでてやると落ち着く。足が地につかない宙づりの状態は不安を与えるので，どのような時でも尾をもってつり下げるようなことは絶対にしてはいけない。

2. 解剖前の処理法

開腹を中心としたラットの解剖は，その実験の目的に応じた適切な方法で屠殺後[*1]または麻酔をかけた状態で実施する。

2.1 セボフルラン吸入麻酔法

ラットの大きさに合ったデシケーターを用意し，その底にセボフルランを浸み込ませた脱脂綿またはガーゼを入れ，ふたをして容器内の空気中にセボフルランを飽和させる。その後ラットを入れて麻酔を開始する。

2〜3分後には自力で立てなくなる。さらに麻酔が進むと呼吸数が少なくなり，かつ呼吸が大きくなり，その後しばらくすると呼吸が止まる。このときすぐ取り出すと蘇生しやすいので，さらに30秒から1分後に取り出す。

[*1] 頭部切断法：断頭器（サーモニクスKK）の下刃に首をかけ，瞬間的に上刃を下ろして頭部を切断する。この方法は屠殺が瞬間的に行われ，頸動脈が切断されるので，放血が十分に行える。さらに放血を十分に行うには，切口を下に向けて心臓部周辺を尾部から頭部にかけて軽く押さえてしぼり出すようにする。屠殺したラットは急いで開腹，開胸する。

麻酔死させると臓器のうっ血がひどくなることもあるので，それを防ぐには麻酔状態で開腹するのがよい。

放血あるいは心臓採血するときの麻酔は軽度にする。ラットが横になり，あるいはデシケーターを傾けても身体が支えられなくなれば麻酔の状態にある。また，まばたきをしている状態では，外気を吸うとすぐに息をふき返し動き出す。逆に瞳孔が開いていれば死亡したとみなしてよい。

2.2 麻酔薬の注射法

麻酔薬のペントバルビタール（チオペンタール）ナトリウム液を腹腔内に注射し麻酔する法である。この麻酔液はバイアルびんに入っているので，上口のゴムの部分に注射針を刺し必要量だけをとれば何回も使用できる。

使用する注射針は腹腔内の臓器に傷をつけないために短い針（0.45×13 mm）がよい。この針を 1 ml の注射器につけ麻酔薬を 0.2～0.3 ml とり，体重 200 g くらいのラットなら 0.15 ml の腹腔内注射で 2～3 分後には麻酔効果が現れる。麻酔が効いたかどうかの確認は，本麻酔液では反射が亢進[*1]することがあるので，それが消失してから開腹する。

この麻酔法の長所は，次のようである。
① 麻酔が完全に効くので，解剖中に目を覚ましたり，痛がったりすることがない。
② 心臓の拍動の様子が観察できる。
③ 各臓器のうっ血がないので，鮮明な色調の臓器が観察できる。
④ 心臓から直接採血することにより，ラットの血液を実験に使用できる。

2.3 脱（放）血による法

麻酔後に心臓から全採血するもので，2つの方法がある。一つは開腹前に皮膚面から直接心臓に穿刺する方法と，もう一つは開腹開胸後に心臓を確認しながら直接穿刺する方法である。

[*1] ラットに音や刺激を与えると飛び上がったり，手足をびくびくすること。

開腹前の方法はラットを背位に置き（図10-1），剣状軟骨と左側最終肋骨との結合部で，皮膚面に約30°の角度で普通針付きの 5 ml の注射器[*1]を心臓に刺す。内筒を軽く引くと血液が入ってくる。血液の流入がなかったり，内筒に抵抗があるときは，内筒を引きながら少し注射器をもどすとうまく採血できることが多い。

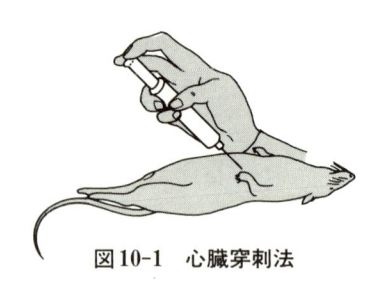

図10-1　心臓穿刺法

これらの方法は慣れることが必要である。失敗を繰り返すと出血して腹腔，胸腔内が観察しにくくなるので，実験では麻酔後開胸し心臓の位置を確認して行うことにより正確に行え，その後の直接採血にも役立つ。

3. 解剖方法

ラットの場合では，解剖台は通常の実験室に設置されている実験台で十分である。ただし解剖は細かな手作業があるので，実験者が疲れない高さと広さの実験台といすを組み合わせ，特に手元は明るくする。

一般にラットの解剖は腹部，胸部，脳の三部分に分けられる。脳以外の解剖は死直後に行う方がよく，特に消化管や横隔膜の解剖は新鮮な方がよい。

3.1　解剖用器具の準備

器具　ハサミ：直剪刀両鋭，直剪刀両鈍，反剪刀両鋭クッパー（刃の部分が反ったもの），小直剪刀両鋭の4種。洗浄に便利なように分解できるものがよい。

ピンセット：無鈎直型（先端部に鈎無），有鈎直型（先端部に鈎有），先曲がり先細無鈎ピンセット（先端部が細く曲がっているもの。臓器と脂肪の分離に便利），リングピンセット（臓器を傷つけずに摘出できる）の4種。

[*1] ヘパリンで注射器内をぬらしておく。

3. 解剖方法

コッヘル止血鉗子：直有鈎と直無鈎の2種。脳まで観察するなら骨剪刀などを用意する。

その他の器具として解剖板[*1]，ステンレス製浅型長バット，採血用注射器（5 ml），注射針（13～19 mm），虫ピン，脱脂綿（カット綿），ガーゼ，消毒用アルコール綿，検査用手袋，滅菌マスク，ポリ袋，逆性せっけん，キムワイプなどが必要であろう。

3.2 腹部の解剖

操作

① ラットを解剖板の上に背位に置き，前・後肢を虫ピンで止める。
② 腹側正中線上で，皮膚をピンセットで持ち上げ，両鈍直剪刀で切り込みを入れる。
③ 皮膚を腹側正中線に沿って前方は下唇のところまで切り，後方は雄では陰茎をまわって陰のうまで，雌では泌尿器と生殖器の両側を通り肛門まで切開する。このとき皮膚の下の腹壁を傷つけないように注意する。
④ 前肢は肘まで直角方向に切開線を入れ，後肢も同じように膝関節のところまで切開する。
⑤ 皮膚を指で反転あるいはハサミの鈍い先端で皮膚を腹壁からはずすように剝離する（図10-3）。
⑥ 剝離した皮膚をひろげ，虫ピンで止める（図10-4）。

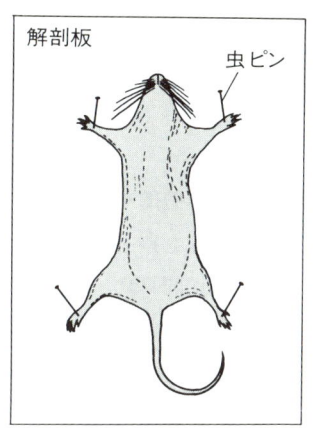

図10-2　ラットを固定

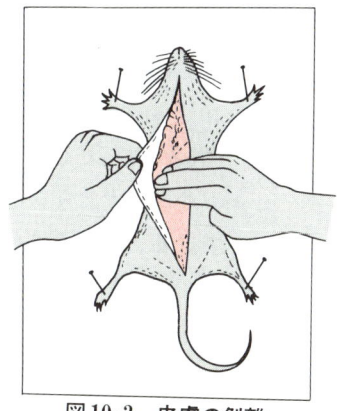

図10-3　皮膚の剝離

[*1] 30 cm×25 cm×1 cm程度のラワン材で，四隅に釘をうったもの

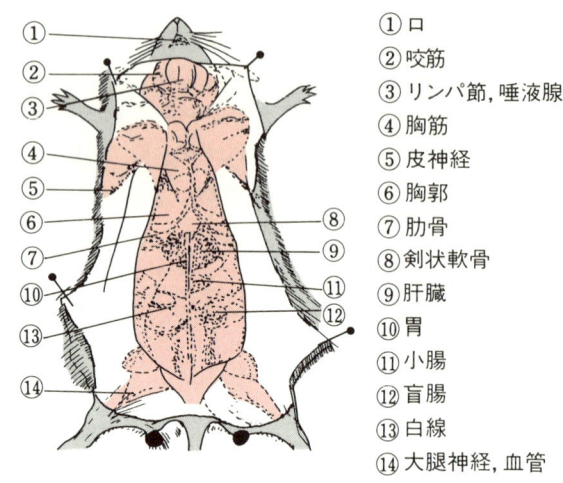

① 口
② 咬筋
③ リンパ節, 唾液腺
④ 胸筋
⑤ 皮神経
⑥ 胸郭
⑦ 肋骨
⑧ 剣状軟骨
⑨ 肝臓
⑩ 胃
⑪ 小腸
⑫ 盲腸
⑬ 白線
⑭ 大腿神経, 血管

図10-4 腹壁を透してみえる臓器

⑦ 腹壁を通して臓器が見える（図10-4）ので注意してピンセットで腹壁を持ち上げ，白線（正中線）に沿って両鈍直剪刀で腹壁を切開する。切開口にハサミを挿入し，胸骨の剣状突起から骨盤の前面まで切る。このとき横隔膜を傷つけないように注意する。

⑧ さらに肋骨の直後方を肋骨に沿って左右に切り込みを入れる。ここで腹腔内をいじらない状態で観察する。

⑨ 腹壁を虫ピンで止め，消化器系の各臓器の位置，色調，大きさなどを観察する。横隔膜に接して赤褐色の肝臓があり，肝臓に接して，人差し指大の淡褐色の胃へと続く（胃は肝臓の下に隠れているので引き出す）。胃の回りに三日月状の脾臓がある。また脂肪体を横に寄せると盲腸が見えてくる。

⑩ 小腸の大部分をピンセットで右側に出すと，十二指腸や結腸が観察できる。膵臓は胃より十二指腸にかけて腸間膜に広がる淡桃色の樹枝状の臓器で，脂肪組織と入り混じっているので，白色の脂肪と淡桃色の膵臓とは色調で見分けられる。

⑪ 腹腔内の諸臓器を取り出し，肝臓，胃，脾臓，膵臓，十二指腸，小腸，盲腸，結腸の順に観察する。

3. 解 剖 方 法　*139*

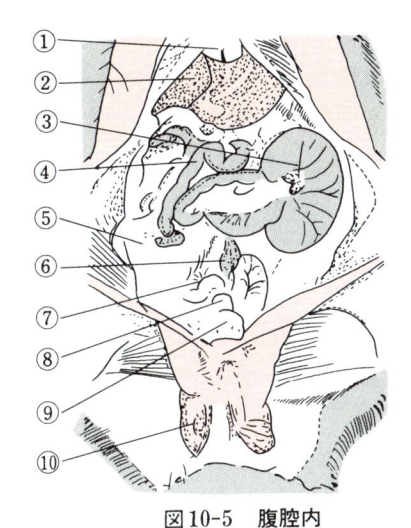

① 剣状突起
② 肝臓
③ 盲腸
④ 小腸
⑤ 脂肪
⑥ 直腸
⑦ 精嚢
⑧ 膀胱
⑨ 前立腺
⑩ 陰嚢に入った睾丸

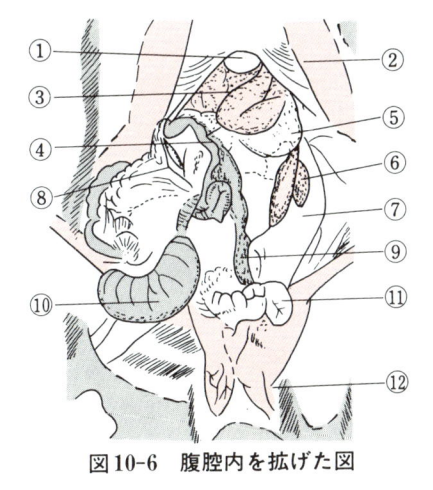

図10-5　腹腔内

① 剣状突起
② 肋骨
③ 肝臓
④ 小腸
⑤ 胃の一部
⑥ 脾臓
⑦ 後腹壁脂肪
⑧ 腸間膜
⑨ 直腸
⑩ 盲腸
⑪ 精嚢
⑫ 陰嚢に入った睾丸

図10-6　腹腔内を拡げた図

⑫　腸管を腸間膜からはずし，その長さ（測定してみるのもよい）を見る。

⑬　剣状軟骨を持ち上げ，肝臓を横隔膜から離すと横隔膜の後表面が現れる。そこから胸腔の方向を見ると，横隔膜を透して心臓と陰圧で縮んだ肺臓が見える。

3.3 胸腔の解剖

操作

① 剣状軟骨を十分持ち上げ，ハサミの一方の先端を胸腔の側壁から入れる。割断をつくると同時に空気が胸腔に入るので，横隔膜が肺臓からはずれる。

② この割断口からハサミを入れ，剣状軟骨もろとも切断すると横隔膜が肋骨から離れる。

③ 心臓を傷つけないように注意しながら左右の胸部側壁を切断し，肋骨を完全に取り除く。

④ このとき白い胸腺と赤褐色の心臓が現れるので胸部の内容を観察する。

⑤ 5 ml の注射器[*1]（針は13～19 mm）で心臓から直接採血する。心臓の心尖部に針を刺し，軽く内筒を引き減圧にすると血液が流入する。吸引は血流を見ながら徐々に行い完全に採血する。

⑥ 採血した血液はそのまま実験に使用できるが，直ちに実施できないときは冷暗所に保存しておけば短期間なら保存できる。

⑦ 採血後は，すぐ心臓を摘出し，リンゲル液[*2]につけると心臓の拍動の様子が観察できる。

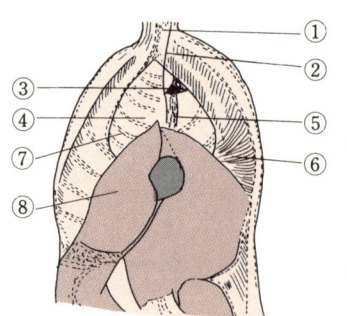

① 剣状軟骨
② 鎌状靱帯
③ 心臓
④ 肺
⑤ 横隔膜の腱中心
⑥ 横隔膜の筋の部分
⑦ 横隔静脈
⑧ 肝臓

図10-7　胸腔

*1　注射器内はヘパリン溶液でぬらしておくこと。
*2　人工塩栄養液の一つで，塩化ナトリウム 0.9 %（冷血用 0.06 %），塩化カリウム 0.02 %，塩化カルシウム 0.02 % の組成をもつ。

3.4 脳の摘出

操作　① 後頭部の皮膚をはぎ脊髄，頭蓋骨を骨剪刀で除去する。頭蓋骨は楕円形に切り出すが，このとき脳を傷つけないようにする。
　　　　② 脳の摘出は後頭部よりピンセットですくい上げるように持ち上げ，すっぽり摘出する。脳を摘出すると下垂体が見えるので観察する。

① 三叉神経の眼神経
② 嗅葉
③ 正中裂
④ 大脳半球
⑤ 松果体の位置（取り去られている）
⑥ 四丘体の後葉（下丘）
⑦ 横静脈洞の位置（取り去られている）
⑧ 小脳の虫部
⑨ 小脳の片葉
⑩ 小脳の旁片葉
⑪ 延髄

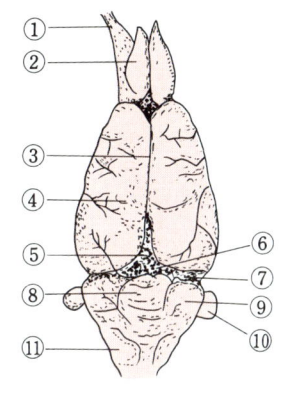

図 10-8　脳の背側面

3.5 腎臓の摘出

(1) 腹腔内の内臓を取り出すと左右1対の腎臓がみられる。右腎は左腎より少し上部にある。また尿管は細いが右腎から出ている尿管が大動脈で，大静脈より区別でき判りやすい。尿管をたどっていくと膀胱が見られる。左腎付近の脂肪を除去すると左腎上方に小さな副腎が見えてくる。

(2) ラットの胸腹部内解剖図を図10-9に，消化器系を図10-10に，泌尿・生殖器系を図10-11に示した。

3.6 解 剖 後

解剖による観察が終了したら動物の霊に対して黙禱を捧げる。また解剖体，組織片，脱脂綿などはポリ袋に入れ，業者に引き取ってもらうか焼却する。解剖器具類はよく洗って乾かし，機械油をうすく塗っておく。手指は消毒薬で必ず消毒する。

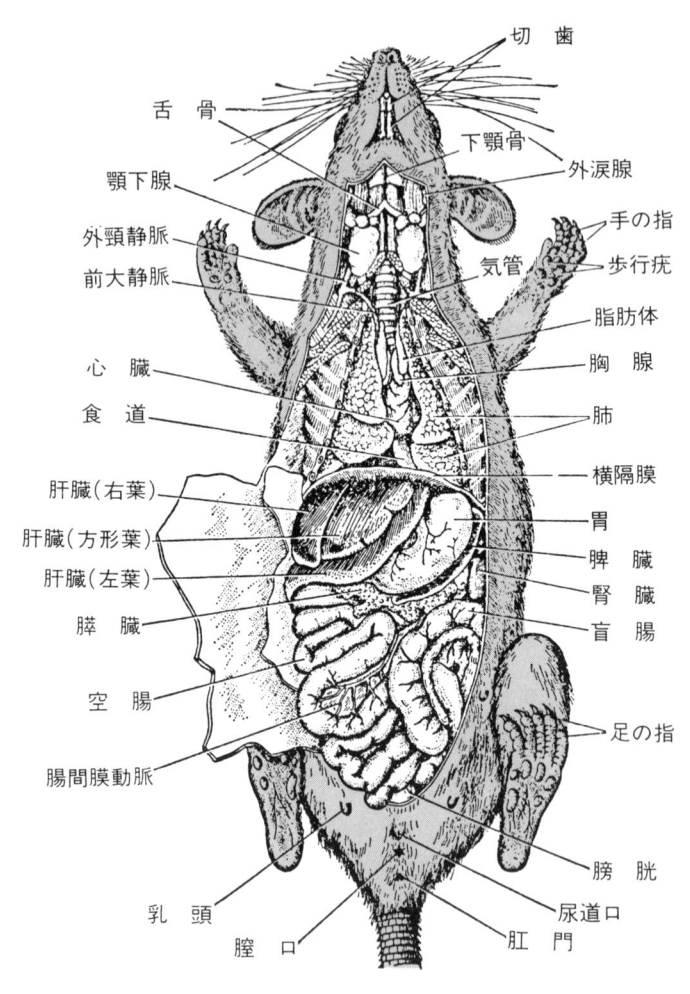

図10-9　ラットの胸腹部内臓（雌）

3. 解剖方法　143

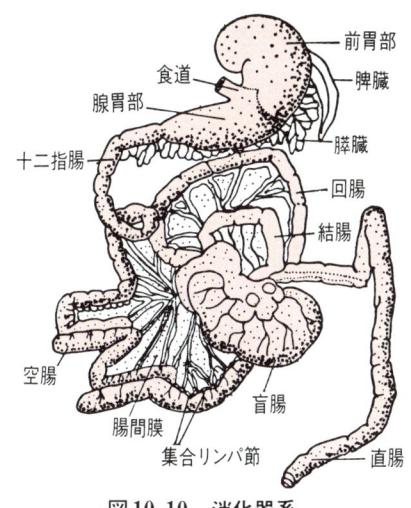

図 10-10　消化器系

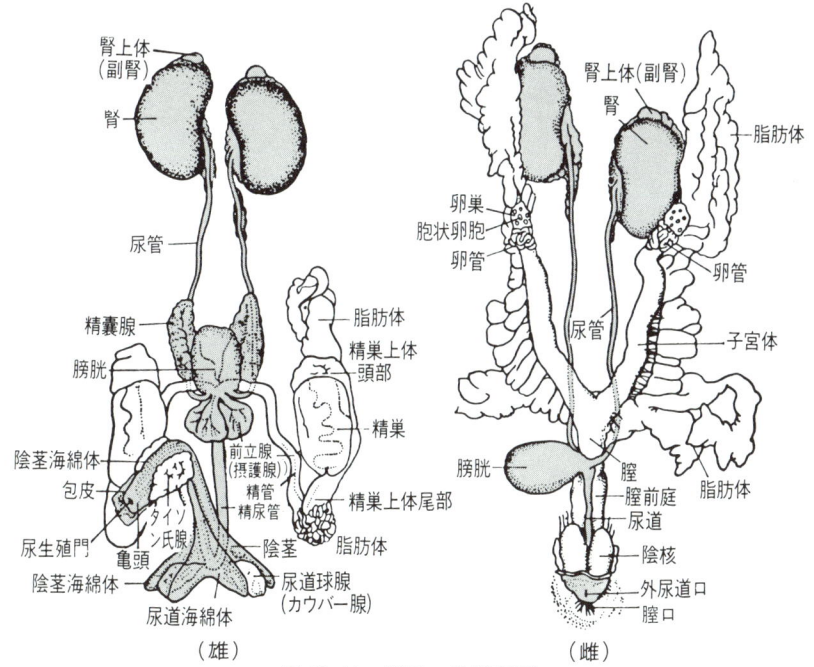

図 10-11　泌尿・生殖器系

索 引

数字（頁数）に続く f は次頁，ff は以下数頁に記載のあることを示す．

あ

Rh式血液型	3
RMR	60,63
アセト酢酸	93
アネロイド血圧計	30
アミラーゼ力価	81
アルデヒド試薬	95
アルブミン	15
——の測定	15
アルブミン濃度	15f
アルブミン・グロブリン比	16f
安静時代謝	49
安静代謝	49,61
安静代謝量	62
安楽死	133

い

閾値	119
一時的尿	83
1日尿	83
一回呼吸気量	40
一般閾	119

う

ウェーバーの法則	117
ウレアーゼ・インドフェノール法	96
ウロクローム	86
ウロビリノーゲン	94
ウロビリン	94
雲影	86
運動代謝	49,60

え

栄研式皮脂厚計	114
HDL	20
HDL-コレステロール	17,20

HDL-コレステロール濃度	20f
ABO式血液型	2
栄養指数	108
腋窩	127
腋窩温	125ff,131
SLS-ヘモグロビン法	14
STPD係数	56
エネルギー代謝	49
エネルギー代謝率	60
FFM	110
LDL	20
LBM	110
嚥下	78

か

外呼吸	39
解剖	136
胸腔の——	140
腹部の——	137
解剖板	137
開放式間接熱量測定法	50
カウプ指数	108
化学的消化	77f
核酸	23
拡張期血圧	29
過呼吸	40
下腿囲	106
顎下腺	77
活動代謝	61,63
活動電位	34
可溶性デンプン溶液	79
カルミン紅色素	95
換気量	44

き

基礎体温	132
基礎体温計	132
基礎代謝	49,55
基礎代謝表	65
基礎代謝率	57f
基礎代謝量	57,62
胸囲	105
胸腔の解剖	140
凝集原	3
凝集素	3
凝集反応	3
起立性タンパク尿	88

く

空間閾	124
クレアチニン	100f
クレアチニン係数	100
クレアチン	100f
グロブリン	15
クロモーゲン	92

け

継時対比	122
血圧	29
血圧計	30
血圧値	32
血液	1
——の一般性状	1
——の成分	1f
血液型検査	2
血液型抗原	3
血液比重	4
血球数	6
血算板	7
血漿	2
血小板数	6
血糖値	22f
ケトアシドーシス	93

索引

ケトレー指数 ……… 108

こ
高血圧 …………… 32
口腔温 …… 125,129,131
公差 …………… 126
高比重尿 ………… 85
五感（官） ……… 117f
呼気ガスの分析法 …… 50
呼気分析 ………… 54
呼吸 …………… 39
呼吸器 …………… 39
呼吸交換比 ……… 63
呼吸商 …………… 57
呼吸数 …………… 40
コレステロールオキシダー
　ゼ・DAOS法 …… 18
コレステロール濃度 … 18
コロトコフ音 …… 31
混合試験紙 ……… 86

さ
ザーリーピペット …… 13
ザーリー法 ……… 13
最高血圧 ………… 29
最小血圧 ………… 29
最大換気量 ……… 45
最大吸気位 ……… 40
最大血圧 ………… 29
最大呼気位 ……… 40
最大心拍数 ……… 28
最低血圧 ………… 29
作業時間調査 …… 74
作業代謝 ……… 49,60
座高 …………… 105
酸素負債 ………… 61

し
GOD …………… 22,92

耳下腺 ………… 77f
時間記録表 ……… 73
糸球体性タンパク尿 … 88
ジクロロフローレセイン
　指示薬 ………… 98
自然抗体 ………… 3
舌の感受性 ……… 119
自動血圧計 ……… 30
収縮期血圧 ……… 29f
上腕囲 ………… 106
食塩摂取量 ……… 98f
食事性タンパク尿 … 88
食餌性糖尿 ……… 90
触診法 …………… 30
徐呼吸 …………… 40
除脂肪体重 …… 115
徐脈 ………… 28,38
心音 …………… 26
腎性タンパク尿 … 88
腎前性タンパク尿 … 88
身体活動レベル …… 72
身体計測 ……… 103
身体充実指数 …… 108
身長 …………… 103
心電図 ……… 34,37

す
随意尿 …………… 83
推定一日タンパク排泄量
　……………… 100
睡眠代謝 ………… 49
スルホサリチル酸法 … 88
スワンの第一点 …… 31
スワンの第五点 …… 31

せ
生活時間調査 …… 72
性周期 ………… 132
正常血圧 ………… 32

生理的タンパク尿 …… 88
舌下温 ………… 125
舌下腺 …………… 77
赤血球数 ………… 6,9
接次対比 ……… 122
セボフルラン吸入麻酔法
　……………… 134

そ
双極誘導 ………… 34
総コレステロール … 17ff
総タンパク質の測定 … 15
組織呼吸 ………… 39
咀嚼 …………… 77

た
体温 …………… 125
　──の生理的変動 131
体温計 ………… 126
体温調節中枢 …… 125
体格指数 ……… 109
大気分析 ………… 52
体脂肪率 …… 112,115
体脂肪量 ……… 115
　──の測定 …… 112
体重 …………… 104
大唾液腺 ………… 77
耐糖能障害 ……… 90
体表面積 … 62,100,107
体密度 ……… 114,115
唾液 …………… 77f
唾液腺 …………… 77
ダグラスバッグ … 44f
ダグラスバッグ法 … 50
多尿 …………… 84
単極胸部誘導 …… 35
単極肢誘導 ……… 35
単極誘導 ………… 35

●ち
チュルク氏液	9
聴診法	30f
直腸温	125, 131

●て・と
低比重尿	85
糖閾値	90
同時閾	124
頭部切断法	134
特異動的作用	131
特殊閾	120
突発性一過性糖尿	90
トリグリセライド	17
トリグリセライド濃度	18

●な・に
内呼吸	39
ニーランデル試薬	91
ニーランデル法	91
24時間尿	83
2点閾値	123
尿細管性タンパク尿	88
尿酸	23, 96, 97
尿酸濃度	24
尿素	96
尿素窒素	96f
尿タンパク質	88
尿糖	90
尿比重計	85
尿閉	84
尿量	84

●ね
熱性タンパク尿	88

●は
ハイエム氏液	7
肺活量	40, 42
肺活量計	41
肺呼吸	39
発育指数	108
白血球数	6, 9

●ひ
BMR	57
POD	22, 92
BCG法	15
BUN	96
ビウレット法	15
皮下脂肪厚	112f
比胸囲	109
比座高	109
皮脂厚	112f
比体重	108
β-ヒドロキシ酪酸	93
泌尿器系	83
肥満	110
肥満度	112
標準肢誘導	34
標準状態換算係数表	67
標準体重	110
ビリルビン	94
頻呼吸	40
頻尿	84
頻脈	28, 38

●ふ
VHDL	20
VLDL	20
フィブリノーゲン	15
腹囲	106
腹部の解剖	137
婦人体温計	132
不整脈	28, 38
ブチアリン	78
物理的消化	77
フリッカー計	123
フリッカー試験	122
フリッカー値	123
プリン体	97
ブローカ指数	110

●へ
平均血圧	29
平衡温	127
平熱	125
ベネディクト反応	80
ベネディクト法	91
ベネディクト溶液	79
ヘマトクリット値	11f
ヘモグロビン	12
ヘモグロビン濃度	12
ベルベック指数	109
弁別閾	119

●ほ
乏塩症状	98
乏尿	84
ポンデラル指数	109

●ま・み
麻酔	134ff
麻酔死	135
味覚閾値	119, 121
脈圧	29
脈拍	27f

●む・め・も
ムチン	78
無尿	84
メランジュール	7
毛細血管	25

●よ
ヨウ素呈色反応	79
ヨウ素溶液	79

予備吸気量 *40*
予備呼気量 *40*

● ら
ラット *133*
　　――の解剖 *133*
　　――の生理 *133*
ランゲ法 *93*

● り
リバ・ロッチ血圧計 ... *30*
リビ指数 *109*
流動電位 *34*
リンゲル液 *140*
リンタングステン酸・マグネシウム塩沈殿法 ... *20*

● ろ
労研式小型呼気ガス分析装置 *52*
労研式呼気ガス分析装置 *50*
労作代謝 *49*
労働代謝 *49*
ローレル指数 *108*

【編著者】
　川村　一男　元和洋女子大学名誉教授　医学博士

【執筆者】（五十音順）
　遠藤　章二　元聖カタリナ大学短期大学部教授　保健学博士
　後藤　美代子　尚絅学院大学名誉教授
　薩田　清明　元東京家政学院大学教授　医学博士
　宮川　豊美　元和洋女子大学教授　医学博士

新訂・解剖生理学実験

1998年（平成10年）　3月5日　初版発行〜第4刷
2001年（平成13年）　3月1日　第2版発行〜第6刷
2006年（平成18年）　2月1日　第3版発行
2019年（令和元年）　8月15日　第3版第14刷発行

編著者　川　村　一　男
発行者　筑　紫　和　男
発行所　株式会社 建帛社 KENPAKUSHA

112-0011　東京都文京区千石4丁目2番15号
TEL (03) 3944－2611
FAX (03) 3946－4377
https://www.kenpakusha.co.jp/

ISBN 978-4-7679-0216-6　C3077
Ⓒ川村一男ら，1998
（定価はカバーに表示してあります）

文唱堂印刷/常川製本
Printed in Japan

本書の複製権・翻訳権・上映権・公衆送信権等は株式会社建帛社が保有します。
JCOPY〈出版者著作権管理機構　委託出版物〉
本書の無断複製は著作権法上での例外を除き禁じられています。複製される場合は，そのつど事前に，出版者著作権管理機構（TEL03-5244-5088，FAX03-5244-5089，e-mail:info@jcopy.or.jp）の許諾を得て下さい。